床旁超声在呼吸重症监护室的临床应用实践

主　编　胡秀娟

天津出版传媒集团

天津科技翻译出版有限公司

图书在版编目(CIP)数据

床旁超声在呼吸重症监护室的临床应用实践 / 胡秀
娟主编 . -- 天津 : 天津科技翻译出版有限公司, 2024.8
　　ISBN 978-7-5433-4487-7

　　Ⅰ.①床… Ⅱ.①胡… Ⅲ.①超声波诊断－应用－呼
吸系统疾病－险症－监护(医学) Ⅳ.①R560.597

　　中国国家版本馆 CIP 数据核字(2024)第 110671 号

床旁超声在呼吸重症监护室的临床应用实践
**CHUANGPANG CHAOSHENG ZAI HUXI ZHONGZHENG
JIANHUSHI DE LINCHUANG YINGYONG SHIJIAN**

出　　　版 : 天津科技翻译出版有限公司
出 版 人 : 方　艳
地　　　址 : 天津市南开区白堤路 244 号
邮政编码 : 300192
电　　　话 : (022)87894896
传　　　真 : (022)87893237
网　　　址 : www.tsttpc.com
印　　　刷 : 北京虎彩文化传播有限公司
发　　　行 : 全国新华书店
版本记录 : 710mm×1000mm　16 开本　9 印张　156 千字
　　　　　2024 年 8 月第 1 版　2024 年 8 月第 1 次印刷
　　　　　定价 : 78.00 元

(如发现印装问题,可与出版社调换)

编者名单

主　编　胡秀娟

副主编　李冠华　赵晓赟　张　力　钱昱含　朱延波

　　　　张冬睿　谭祎媚

编　者（按姓氏汉语拼音排序）

　　　　胡秀娟　天津市胸科医院

　　　　焦丽娜　天津市胸科医院

　　　　李伯君　天津市胸科医院

　　　　李冠华　天津市胸科医院

　　　　李江波　天津市胸科医院

　　　　裴　祥　天津市胸科医院

　　　　钱昱含　北京市中关村医院

　　　　谭祎媚　天津市胸科医院

　　　　王晨曦　天津市胸科医院

　　　　张　力　天津市胸科医院

　　　　张冬睿　天津市胸科医院

　　　　赵晓赟　天津市胸科医院

　　　　朱延波　天津市胸科医院

序　言

在现代临床医学中，超声的使用已非常普及。20世纪70年代中期，天津市胸科医院成立了超声科，80年代引进了天津市第一台彩色多普勒超声诊断仪，在先天性心脏病的诊断领域取得了历史性突破。经过40多年的发展，超声科在天津市心脏疾病超声诊断领域中居于领先地位。

数年来超声检查技术进一步发展，其应用范围也从超声诊断室逐渐扩展到手术室、导管室、急诊科和重症监护室。尤其随着重症医学学科的发展和超声技术的普及，床旁超声在重症医学中的应用日益广泛。床旁超声以其便捷性、实时性的优势，在重症医学领域中逐渐得到重视。临床医生的重症思维与床旁超声检查技术结合，一方面使得重症医生获得更接近病情本质的指标，另一方面也使超声与临床治疗结合得更加紧密。

床旁超声为医生增加了一双眼睛，在日常诊疗中发挥着巨大作用，使急危重症患者受益。天津市胸科医院作为心肺专科医院，拥有包括心外科、心内科、呼吸科在内的三大重症监护室。医院对重症医学的发展和床旁超声的临床应用十分重视。早在2018年，就多次派出临床医生进行超声理论技术的学习。目前，医院重症监护室团队已熟练掌握此项技术，并逐步应用于重症患者管理的各个领域，在急危重症患者快速诊断、快速治疗、动态调整治疗中起着重要作用，并指导临床进行安全有效的操作。

本书编者均为长年从事呼吸重症工作的临床医生，有着至少10年的丰富的呼吸危重症临床工作经验及缜密的重症思维。他们都进行了系统的理论学习和技术培训，能熟练掌握重症床旁超声技能，并在日常工作中将该技术充分应用于呼吸危重症疾病的诊疗，且积攒了大量完整的病例和超声图像。

编者将这些图文资料进行整理，从临床案例出发，辅以大量理论性内容，对呼吸危重症医学领域常用的超声技术和应用进行了阐述。

本书配有多幅超声图像,实用性强,便于读者理解与掌握相关内容。此外,本书还较为全面地介绍了呼吸危重症监护室内涉及的人体各个器官、系统的超声检查及临床意义。

　　希望本书能为重症床旁超声领域的各位同仁提供帮助。

天津市胸科医院超声科

关欣

2024年3月

前 言

　　危重症是超声应用的新领域,随着超声技术的飞速发展,其在急危重症救治过程中发挥着越来越重要的作用。超声仪器便于携带,可在不同医疗现场快速、无创、即时地获取图像信息,指导床旁诊疗。临床医生作为床旁超声的实施者和图像解读者,在重症医学思维理论的指导下,可带着临床问题有目标性地开展超声检查。而床旁超声既可帮助医生判断患者当下主要问题的病因,又可随时对病情进行连续性监测和评估,同时还可实现部分急危重症临床操作的可视性。

　　呼吸重症监护室是呼吸系统危重疾病的强化医疗病房,患者病情危重、复杂且变化急骤。本书编者常年工作于重症临床一线,熟练掌握床旁超声技能,并在日常工作中将其充分应用于呼吸危重症疾病诊疗,实现了以非侵入性的方式实时对器官结构和功能进行评估,快速判断病因,并对整个病情变化进行实时把控。

　　编者从超声技术在急危重症救治过程中的临床应用角度出发,将这些临床应用经验进行梳理和总结,并结合理论,以图文的形式呈现给读者,主要内容包括:肺部与胸腔、血管、循环系统、膈肌、胃窦等的床旁超声评估,以及膀胱的床旁超声检查,涉及呼吸重症监护室内呼吸窘迫、休克的快速鉴别诊断,床旁超声可视化引导中心静脉置管,肺部超声监测机械通气治疗效果,快速有效评估胃残余量、胃肠动力等。

　　由于编者水平有限,书中难免有不足之处,敬请广大读者提出宝贵意见。本书的出版得到了天津科技翻译出版有限公司的大力支持,在此表示感谢!

编者

2024年1月

目　录

第 **1** 章

概述

第1节　床旁超声在呼吸重症监护室的应用价值

呼吸重症监护室是呼吸系统危重疾病的强化医疗病房,患者病情往往危重而复杂,且常常出现病情骤变及致死性并发症,例如循环障碍、急性呼吸窘迫综合征(ARDS)、气压伤、机械通气相关感染、血栓栓塞性疾病、多器官功能障碍综合征等。这些情况往往发生迅速且无法预测,需要密切观察和紧急处理。另外,呼吸重症监护室的患者常常需要依赖呼吸机等医疗设备支持,这也增加了胸部CT等外出检查的风险。超声是一种快速、无创、即时获取图像信息的工具,临床医生可应用床旁超声,以非侵入性的方式,实时对器官结构和功能进行评估,快速获得临床信息,这对危重症患者的早期诊断、及时干预和病情监测具有重要作用。

快速诊断与评估

床旁超声可快速对危重症患者进行初步的诊断与评估。临床医生可通过床旁超声观察各主要器官的结构和功能,快速鉴别呼吸窘迫、休克的病因,及时发现心力衰竭、心脏压塞、肺部积液、肺实变、ARDS、肺动脉栓塞、气胸等。

指导和监测危重症治疗

床旁超声可作为危重症治疗中的有力辅助工具,监测并指导临床治疗。例如,在心肺复苏过程中,临床医生可通过超声评估容量状态、指导液体复苏;在中心静脉置管操作中,可通过超声检查明确血管位置,监测置管过程中出现的并发症;可对胸腔、心包积液和气胸患者进行定位及穿刺指导;可通过肺部超声监测机械通气治疗效果,协助选择合理的通气策略,并及时发现和处理呼吸机相关并发症;指导ARDS患者的肺复张治疗;评估血流状态,早期发现静脉血栓,指导抗凝治疗;评估膈肌运动功能,预测撤机失败风险等。

血流动力学监测

床旁超声可评估血管填充状态、心排血量、心脏前负荷和后负荷等血流动力学参数,为监护室中的血流动力学监测和血流动力学支持治疗提供有价值的临床信息。

另外,床旁超声还可快速有效地评估胃残余量及胃肠动力,指导肠内营养治疗。

综上所述,床旁超声具有诊断快速、操作简便、无创、实时性强等优势,在呼吸重症监护室内有重要的应用价值。

第2节　超声的基本原理及探头选择

超声检查是一种无创性医学影像检查技术,通过超声波在人体内部的反射和传播来生成图像。

医用超声波使用的是高频声波,通常范围在1~20MHz之间。超声波通过压电晶体或者声电转换器产生,这些晶体可将电能转换为超声波能量。超声波在人体内部传播时,会遇到不同组织和器官的界面,并发生反射、折射、散射等现象。不同组织具有不同的声阻抗(声波在组织中传播的难易程度),这些声阻抗的变化导致超声波在组织之间发生反射和折射,形成回波。当超声波的回波被接收器接收后,会经过电信号的处理和放大,并通过计算机系统转化成图像。超声图像以灰度来表示不同区域的声音反射强度,形成细节丰富的实时图像,为医生的诊断和治疗提供有价值的信息。超声检查具有无创、实时性强、可重复性好等优势,在临床上已得到广泛应用。

超声成像技术

超声成像技术包括 B 型超声、M 型超声、彩色多普勒、频谱多普勒等。

B 型超声

B 型超声是最基本和常见的超声模式,通过发送超声波到人体组织,然后接收回波,生成人体器官和组织的二维灰度图像。常用于检查器官和组织的大小、形状和结构。

M 型超声

M 型超声是一种时间-运动模式,在特定的时间间隔内记录器官和组织的运动情况。与 B 型超声不同,M 型超声不提供空间解析度,而是提供器官或组织运动的时间变化曲线。在心脏超声中常用于测量心脏收缩和舒张的速度、定性心脏运动异常等。

彩色多普勒

彩色多普勒模式可显示血液流动的速度和方向。其采用多普勒效应,测量血流中的频率变化,然后将不同速度的血流以彩色编码的方式显示在 B 型超声图像上,这样医生就可以通过彩色图像迅速检测到血流的异常,如狭窄、堵塞、逆流等。彩色多普勒广泛应用于心脏、血管、肝脏等器官的评估。

频谱多普勒

频谱多普勒模式是多普勒模式中的一种,用于显示血流速度和流量。其将血流速度的变化显示为横轴代表时间、纵轴代表血流速度的频谱图。频谱多普勒提供了更详细的血流速度数据,如峰值速度、脉冲持续时间、血流阻力指数等。这种模式常用于评估心脏、血管等。

这些模式结合使用可为医生在超声检查中提供丰富的信息,从而帮助他们诊断和治疗疾病。

超声波的回声类型

超声波在组织中传播时会产生不同的回声,根据其回声特征可将其分为不同的回声。常见的回声类型及各组织的回声表现包括以下几种。

无回声

无回声区域在超声图像上呈现为完全黑色的区域,表示该区域没有回声反射。这通常意味着该区域内部没有实质性的组织结构或被液体(如囊肿、腺体内的液体)所填充,如囊肿、血管内血液等。

低回声

低回声区域在超声图像上呈现为较暗的区域,回声强度相对较低。一般来说,低回声表示存在回声反射能力较弱的组织或结构,常见于实质组织,如肌肉、肝脏内的肿瘤、淋巴结、脂肪瘤等。在某些异常情况下,低回声也可能表示脓肿或液体积聚。

等回声

等回声区域在超声图像上呈现与周围组织相似的回声强度,难与周围结构区分。这可能表明该区域与周围组织的回声特性相似,如肝脏、脾脏、实变的肺脏等。

高回声

高回声区域在超声图像上呈现为明亮的区域,回声强度相对较高。一般来说,高回声表示存在回声反射较强的组织或结构,常见于钙化物、骨骼、脂肪等。

除了回声不同外,组织或病变在超声图像中还可能呈现其他特征,如结构的形状、边界的清晰度、内部的血流情况等,这些特征综合起来可帮助医生判断病变的性质。

回声的表现受多种因素影响,包括组织的密度、结构、血流情况、超声波的频率、设备的配置等。

超声探头

选择合适的超声探头是确保获得高质量图像和准确诊断的关键因素之一。超声探头根据不同的应用和需要可有多种类型和特点。在监护室内,常用的超声探头有以下几种类型(图1.1)。

线阵探头

线阵探头通常具有较高的频率范围,通常为5~15MHz。线阵探头具有高分辨率和良好的近距离成像能力,适用于浅表器官和结构的检查,如血管、肌肉、甲状腺等。线阵探头具有高分辨率和较宽的视野,能够提供清晰的横切面图像。呼吸重症监护室内,线阵探头通常用于超声引导下的动静脉穿刺和插管操作,以及静脉血栓的评估、膈肌厚度的测量等。

凸阵探头

凸阵探头在频率范围方面比较灵活,通常为2~7MHz。凸阵探头具有较好的深度穿透能力,用于对较深部的器官和结构进行检查,如腹部、盆腔和心脏。凸阵探头具有大的视野和较宽的扫描范围,可提供广角成像。呼吸重症监护室内常用于肺脏检查、肾脏检查、膀胱残余尿量检查、胃窦活动度评估、胸腹腔积液的穿刺引

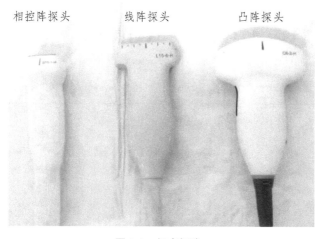

相控阵探头　　　　　线阵探头　　　　　凸阵探头

图1.1　超声探头。

导、膈肌活动度测量等,下腔静脉检查也可使用凸阵探头。

相控阵探头

相控阵探头的频率范围通常为1~10MHz,但具体的范围可能因不同的应用而有所变化。相控阵探头是一种特殊的超声探头,它通过控制多个谐振器中的电信号相位来产生具有特定方向和焦点的超声波束。相控阵探头常用于心脏超声检查,可提供高质量、实时的心脏图像。相控阵探头可用于评估心脏的功能、结构和血流,在呼吸重症监护室内应用广泛。

需要注意的是,在选择超声探头时,频率的选择不仅取决于所需的深度穿透能力,还取决于要检查的器官和结构的特点,以及相关病症。较高的频率可提供更高的分辨率,但深度穿透能力较差,而较低的频率则可获得较好的深度穿透能力,但分辨率可能较低。医生通常会根据具体的临床需求和患者情况选择频率范围最适合的探头,以获得高质量的超声图像,并帮助做出准确的诊断。

第3节　超声检查的基本手法

不同部位的超声检查用到不同的探头,每个探头都有一个凹槽或标志用于定位,称为超声探头标记点(Mark)。超声屏幕的标记与探头标记点是永远对应的。当标记点指向心底侧,标记一侧为患者的心底侧。当标记点指向患者右侧,标记一侧为患者右侧。当标记点指向患者足侧,标记一侧为患者足侧。探头长轴是指通过超声探头的标记点,并与当前探头所呈现切面平行的一条轴线。探头短轴是指通过超声探头的标记点,并与当前探头所呈现切面垂直的一条轴线。

超声探头常用的握持手法

执笔式

将超声探头轻微控制于拇指与示指、中指间,指腹接触超声探头,掌心中空,姿势如执毛笔,通过指关节运动完成主要的基本动作。以掌根尺侧或小指接触患者皮肤作为支点,以保持图像稳定(图1.2)。

握持式

　　将超声探头握持在手掌中,用拇指、示指固定探头颈部,呈握持状(图1.3)。

　　标准的握持手法是超声检查的基础,能够帮助操作者稳定固定探头及保持探头紧贴皮肤,从而高质量地完成操作。

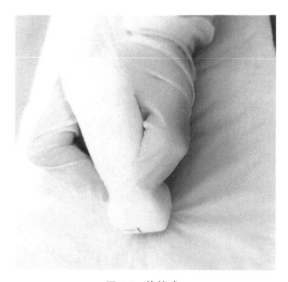

图1.2　执笔式。

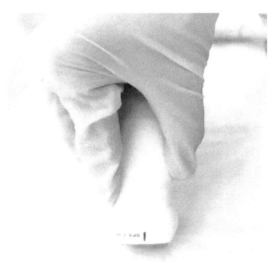

图1.3　握持式。

超声检查的基本手法

滑法

整个超声探头平面紧贴受检区域皮肤,沿着一定方向滑行(图1.4)。

摇法

整个超声探头平面紧贴受检区域皮肤,以超声探头与皮肤的接触点为支点,将超声探头左右摇摆,观察整个切面(图1.5)。

倾法

整个超声探头平面紧贴受检区域皮肤,以超声探头与胸壁的接触点为支点,将超声探头前后倾斜,观察不同切面(图1.6)。

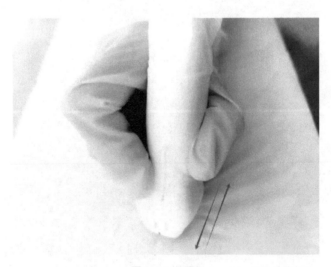

图1.4   滑法。

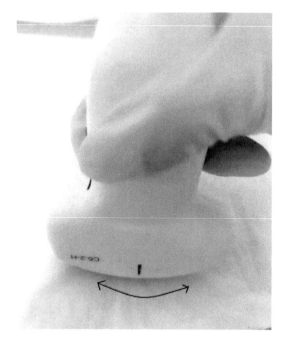

图1.5 摇法。

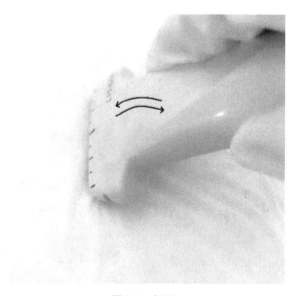

图1.6 倾法。

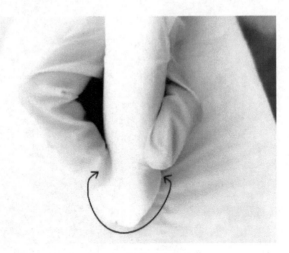

图 1.7　转法。

转法

整个超声探头平面紧贴受检区域皮肤,以超声探头与胸壁的接触点为支点,超声探头以自身中轴线顺时针或逆时针方向旋转一定角度(图 1.7)。

注:操作时需适度用力,力度过轻可能导致超声探头不能完全接触皮肤,影响图像质量;力度过猛可能给患者带来不适,且存在检查器官(如下腔静脉、下肢血管等)受压变形、血流动力学改变等风险而影响检查准确度。消瘦患者可通过增加耦合剂来扩大探头与皮肤的贴合度及接触面。建议在操作超声探头时,每次进行一个动作,且每次进行相应动作时幅度宜小。

第4节　超声探头的清洁与消毒

超声探头是超声仪器的核心部件,通过耦合剂与患者直接接触完成检查。在诊疗过程中,医用超声探头反复接触人体皮肤、黏膜,并直接暴露在空气中,易接触病原体。如果使用后未正确消毒,超声探头可能成为病原体传播的载体,因此对超声探头表面的清洁与消毒非常重要。呼吸重症监护室内多见多重耐药菌感染及定植,严格清洁与消毒对减少院内交叉感染风险尤为重要。

《医用超声探头消毒卫生标准》(DB31/T1343—2022)建议:医用超声探头应一人一用一消毒或灭菌,并且不应使用含消毒作用的耦合剂代替探头的消毒。

《医用超声探头消毒卫生标准》将医用超声探头分为以下3种:

- 低度危险性医用超声探头:接触完整皮肤经体表检查的医用超声探头。
- 中度危险性医用超声探头:接触黏膜或不完整皮肤的医用超声探头。
- 高度危险性医用超声探头:接触无菌组织、器官或者无菌医疗操作区域的医用超声探头。

超声探头在进行无菌操作、给破损皮肤和黏膜做检查时,建议使用无菌耦合剂和探头,并使用无菌保护套(膜),严格执行无菌操作,预防交叉感染的发生。检查结束后先去除无菌保护套(膜),再用消毒湿巾擦拭或紫外线消毒设备等消毒探头,并保证消毒作用时间。

在未使用无菌保护套(膜)的医用超声探头接触完整皮肤进行日常超声检查或操作时,检查结束后先用清洁纸巾擦拭探头上的耦合剂及污物,再用消毒湿巾擦拭或紫外线消毒设备等消毒探头并保证消毒作用时间。如有明显血液、体液污染,宜采用含酶液湿巾先清洁擦拭。

超声探头要避免腐蚀损坏,其探头由透光材料、带电体结构、硅橡胶密封圈、塑料外壳等组成。超声探头是精密、贵重部件,进行擦拭时应冻结探头,避免探头持续工作而加速老化。使用前需仔细阅读厂家的使用说明书,根据不同厂家的不同使用说明来对探头进行消毒,特别是消毒方法及消毒液的选择。超声探头常使用含有季铵盐类或过氧化氢的消毒剂或消毒湿巾擦拭。使用复合双链季铵盐消毒湿巾对普通超声探头消毒,可有效降低表面菌落数,达到合格标准。季铵盐类消毒湿巾在杀菌的同时具有清洁作用,因此也适用于低度危险性医用超声探头表面的清洁与消毒。操作柄、连接导线等低度危险物品也应采用500mg/L含氯消毒剂或消毒湿巾等进行擦拭消毒。最后用柔软纸巾擦干探头,检查,以备下一次使用。在整个过程中尽量避免将探头线缆进行180°对折,同时移动机器时避免探头线缆拖地。

第2章

肺部与胸腔的床旁超声评估

第1节 肺部超声基本征象及检查方法

超声波在空气中急速消退,肺内回声失落,无法穿透充满气体的肺脏,这使得胸膜下正常肺实质无法显像。正常肺组织由一个个小叶间隔分隔肺泡而成,肺泡内充满气体,而肺组织内的水分存在于小叶间隔内。气体是声波屏障,阻断超声传播,而液体能促进声波传播。当小叶间隔内水分增多或肺泡被漏出液、渗出液、血液填充时,组织内的液体可传导超声波束并返回探头。肺脏是气与水的紧密结合体,几乎所有病变都伴随着气与水的相互消长,随着病变肺脏气液比例的改变,超声正常影像及其伪像也会随之发生改变,并出现不同类型的征象,此即肺部超声检查的基本理论基础。肺部超声所见正常征象包括蝙蝠征、A线征、胸膜滑动征、沙滩征(海岸征)、窗帘征等,异常征象包括B线征、肺实变、支气管充气征、肺不张、胸腔积液、条码征(平流层征)、肺点、碎片征等。

肺部超声的正常征象

蝙蝠征

蝙蝠征是肺部超声检查的标准切面征象。B型超声下,纵行扫描时可看到的由胸膜线、上下肋骨构成的特征性超声表现,形似蝙蝠,此时可观察A线、B线等(图2.1)。

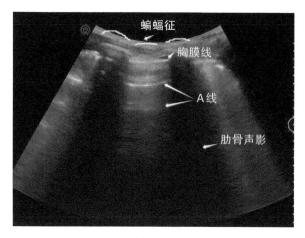

图2.1　蝙蝠征和A线征。

A线征

B型超声下胸壁软组织和充气肺表面的强反射形成A线,也就是与胸膜线平行的高回声伪影。其特点是:呈高回声,随距离衰减;平行于胸膜线;等间距。A线提示受检区域胸膜下含气良好(图2.1)。

胸膜滑动征

在实时超声下,当探头与肋骨垂直扫描时,于胸膜线处可见脏胸膜与壁胸膜随呼吸运动而产生一种水平方向的相对滑动,即为胸膜滑动征或肺滑动征。胸膜粘连或者有气体分隔脏胸膜、壁胸膜时,胸膜滑动征减弱或消失。

沙滩征

M型超声的正常肺表现与沙滩相似:胸壁相对静止,为平行线,构成沙滩征象的上半部分;胸膜相互滑动,胸膜线以下形成像沙粒一样的表现,构成沙滩征象的下半部分,也称海岸征(图2.2)。

窗帘征

在肋膈角处,随呼吸动度可交替看到上腹部脏器及充气后肺组织,表现出像拉窗帘一样的征象(图2.3)。

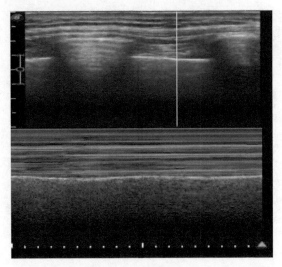

图2.2 沙滩征。

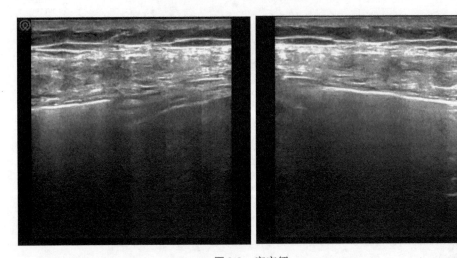

图2.3 窗帘征。

肺部超声的异常征象

肺搏动征

肺不张或者心跳增强时,心跳通过肺传至胸部,M型超声下表现为随心脏搏动一致的运动。

B 线征

B 线征起源于胸膜线,垂直于胸膜线发出的放射性线状高回声,可消除 A 线。无衰减,可直接达到屏幕边缘,并且随着呼吸运动而滑动。

B 线间隔约 7mm,称为 B7 线,提示间质性肺水肿或病变;B 线间距≤3mm 的多条 B 线,称为 B3 线,提示肺泡性肺水肿或病变。

当探头与肋骨垂直扫描时,如整个肋间隙内表现为密集存在的 B 线,即 B 线相互融合,难以区分和计算,而肋骨声影清晰,这种密集的 B 线称为融合 B 线。当任一扫描区域内有连续 2 个以上肋间隙存在融合 B 线时,称为肺泡-间质综合征(AIS)。当探头与肋骨垂直扫描时,如果肺野内存在过于密集的 B 线,则可能导致整个扫描区域内的肋骨声影几近消失。这种能导致整个扫描区域内肋骨声影基本消失的 B 线称为致密 B 线(图 2.4)。

肺实变

肺组织在超声影像上呈肝样变称为肝实变,可伴有支气管充气征或支气管充液征(图 2.5)。

支气管充气征

在不均匀的组织样实变超声图像内,可发现多个点状支气管样高回声征象,如支气管通畅,随呼吸呈一暗一明的表现;如支气管不通畅,则呈与支气管形状一致的高回声像(图 2.6)。

肺不张

肺不张在肺实质内呈类似组织样表现,边界较清,可没有明显含气征象(图 2.7)。

胸腔积液

胸腔积液是指在脏胸膜和壁胸膜间出现的无回声或低回声区域,形状可能会

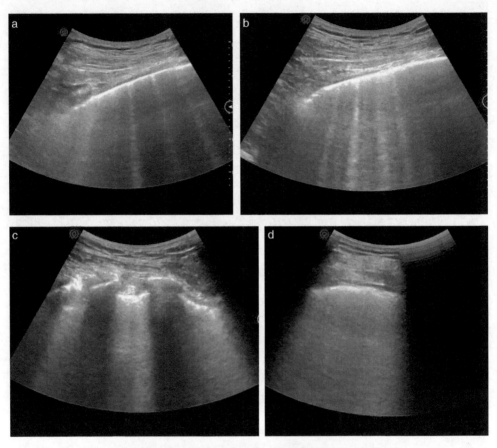

图2.4 B线征。(a)B7线;(b)B3线;(c)融合B线;(d)致密B线。

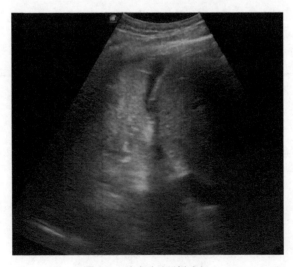

图2.5 肺实变(肝样变)。

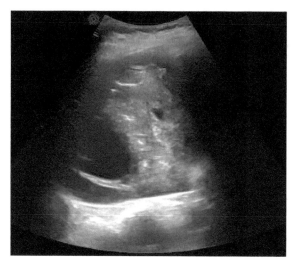

图2.6　肺实变(支气管充气征)。

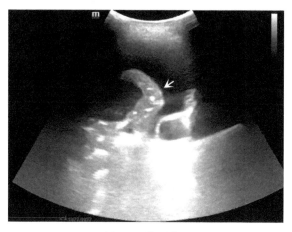

图2.7　肺不张。

随着呼吸运动发生变化。存在少量胸腔积液时,可表现为四边形征和正弦波征。四边形征是少量胸腔积液的静态征象,由壁胸膜线、上下两根肋骨声影、脏胸膜线围绕而成。正弦波征是少量胸腔积液的动态征象。在M型超声下,表现为呼吸过程中脏胸膜与壁胸膜间距在吸气相下降、呼气相增加的循环变化现象(图2.8)。

条码征(平流层征)

　　胸膜滑动征消失时,脏胸膜、壁胸膜无相对运动,M型超声下表现为平行的水

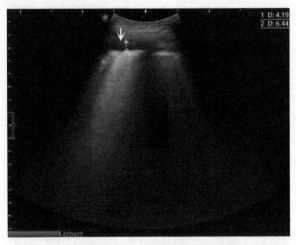

图2.8 四边形征(少量胸腔积液的静态征象)。

平线,即条码征(平流层征)(图2.9)。

肺点

肺点为正常肺与气胸的交界点,吸气时可见正常肺表现,呼气时胸膜滑动征消失,M型超声下呈条码征(平流层征)。这是超声诊断气胸的金标准(图2.10)。

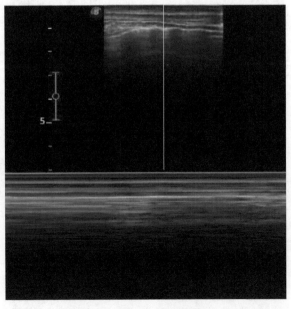

图2.9 条码征(平流层征)。

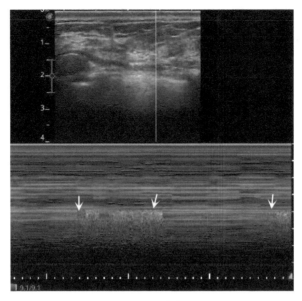

图2.10 肺点。

碎片征

肺炎时,肺泡内填充液体或细胞碎,甚至肺泡塌陷,胸膜下气体减少,声波传播,使得肺组织成像。病变肺组织与充气肺组织分界不明确时,两者之间形成的超声征象为碎片征(图2.11)。

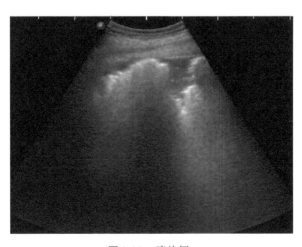

图2.11 碎片征。

肺部超声的基本检查方法

肺部通常选择凸阵超声探头,超声探头中心垂直于骨性胸廓,进行纵向和横向扫查。纵向扫查时超声探头先置于矢状位,并调整角度使其垂直于肋间隙,超声探头标记点指向头侧。纵向扫查时受肋骨遮挡,可见典型的蝙蝠征,通过肋间隙可观察到大部分胸膜和肺。将超声探头沿肋间隙水平放置进行横向扫查,超声探头标记点指向胸骨,沿肋间滑动,可观察到整个肋间隙胸膜及肺的情况。当胸壁较薄时也可选用线阵探头。凸阵探头在 B 型超声下可观察到胸膜滑动征、A/B 线征、肺实变、胸腔积液等大部分征象;在 M 型超声下可观察到肺点、沙滩征、条码征。

肺部超声评分

不同的肺部超声征象可帮助我们对肺部情况进行定性分析,将肺部超声征象进行量化评分,可进一步评估病情的严重程度,判断液体治疗风险。目前使用较多的评分方案是肺部超声评分(LUS)。

以乳头水平为界,将双侧胸壁分为上、下两区;以胸骨、腋前线、腋后线、脊柱为界,将每侧胸壁分为前、侧、后 3 区,共 12 分区。

各区域根据征象评分:A 线为 0 分,表示通气良好;离散型 B 线为 1 分,表示通气轻度减弱;融合型 B 线为 2 分,表示肺泡浸润,肺通气严重下降;肺实变或肺不张为 3 分,表示肺通气几乎丧失。各区相加所得总分即为 LUS 得分。LUS 是用来综合评估肺内气水比例的重要方法,肺内"水"越多和(或)肺泡失去通气的区域越多,评分越高。

第2节 急性呼吸窘迫综合征的病因鉴别及 BLUE方案

急性呼吸窘迫综合征(ARDS)是呼吸重症监护室内最常见的危重症。最常见的病因包括肺水肿、慢性阻塞性肺疾病(COPD)、哮喘持续状态、肺栓塞、气胸、肺炎。急重症床旁肺脏超声检查流程(BLUE)是用于评估急性呼吸衰竭或低氧血症患者病因的超声流程。在某些方面不同于全面超声检查,通常用于紧急、危及患者生命的检查,可在短时间内判断是否存在造成患者呼吸窘迫的常见病因,以便指导治疗。

BLUE 方案的标准化检查位点

操作者将手掌与患者手掌进行对比,根据尺寸差距进行调整。双手掌部置于患者胸壁,示指相连,上方手(左手)小指外侧缘紧靠锁骨下缘,下方手小指大约在肺的下前缘,指尖对齐胸骨。双手所覆盖的区域相当于单侧肺区。

位点名称

- 上 BLUE 点:上方手第 3~4 掌指关节处。
- 下 BLUE 点:下方手掌中心为下。
- 后侧肺泡或胸膜综合征(PLAPS)点:下 BLUE 点水平向后延长线与腋后线的相交点。
- 膈肌点:下方手的小指边缘指示膈肌线,膈肌线与腋中线的交点即膈肌点。

BLUE-plus 方案

BLUE-plus 方案是改良的床旁肺部超声评估方案,因为肺实变、肺不张主要集中在重力依赖区,因此在 BLUE 方案的基础上增加了后蓝点的筛查(肩胛下线和脊柱旁线围成的区域为后蓝点),以增加肺实变及肺不张的检出率。

BLUE 方案中的主要征象

- A 特征:双侧前胸壁胸膜滑动征正常+A 线(提示肺泡通气正常)。
- A'特征:胸膜滑动征消失+A 线(提示此处肺泡通气受限,但肺内仍以气体为主)。
- B 特征:双侧前胸壁胸膜滑动征正常+B 线(双肺弥漫性小叶间隔增厚,但胸膜未发生病变)。
- B'特征:胸膜滑动征消失+B 线(肺间质或肺泡浸润,胸膜受累,肺通气减弱或消失)。

- C特征:肺实变,不管数量和大小(甚至是单纯增厚的、不规则的胸膜线,提示肺炎)。
- A/B特征:一侧以A线为主,一侧以B线为主(B线不均匀分布,提示肺炎)。
- A-no-V PLAPS特征:A线为主且无下肢静脉血栓的PLAPS模式,即仅PLAPS点可见B线或肺实变(提示局灶性肺炎)。
- 裸图像特征:无阳性发现(提示COPD/哮喘的可能)。

BLUE流程诊断树(图2.12)

根据BLUE流程诊断树,可对多种急性呼吸窘迫做出快速鉴别诊断。

肺水肿

胸膜滑动征正常,双肺以B特征为主,提示肺水肿。

注:双侧肺叶要表现为均匀、弥漫的B线分布,才提示肺水肿。加做超声心动图发现舒张功能不全、左心房压增高、左心和右心运动明显不匹配等征象,可进一

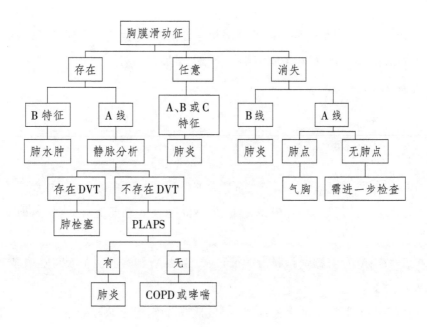

图2.12　BLUE流程诊断树。DVT,下肢静脉血栓。

步证实肺水肿。

肺栓塞

胸膜滑动征正常+A 线+下肢静脉血栓阳性,提示肺栓塞。

肺炎

- 双肺上蓝点、下蓝点和膈肌点均为胸膜滑动征+A 线,但 PLAPS 点阳性(有 B 线、肺实变等征象),即 A-no-V PLAPS 特征,提示局灶性肺炎。
- 不论有无胸膜滑动征,发现 A、B 特征或者 C 特征(肺实变),提示肺炎。
- 当出现胸膜滑动征消失和 B 线,即 B′特征,提示肺炎。

COPD/哮喘

双肺以 A 线为主,且下肢静脉未见血栓,可诊断为 COPD 或哮喘。

气胸

胸膜滑动征消失+双肺 A 线+肺点,提示气胸。

注:单纯胸膜滑动征消失+A 线并不能诊断气胸,还可能是胸膜粘连、肺大疱、肺顺应性明显减弱等因素导致的。只有出现肺点,才可确诊气胸。

其他因素

胸膜滑动征消失+双肺 A 线,未发现肺点,则无法诊断病因。较常见的病因有神经源性呼吸困难、膈肌功能障碍、心腔内分流、低血容量性休克等。

第3节　床旁超声对胸腔积液的评估及穿刺引导

胸腔积液是多种疾病常见的并发症,在呼吸重症监护室内尤为多发。常见原因包括心力衰竭、低蛋白血症所致的漏出液,肺部及胸腔感染、肿瘤等所致的渗出液,甚至脓性、包裹性积液及液气胸。床旁超声检查探测胸腔积液的敏感性高,对于呼吸重症监护室内无法进行直立体位 X 线摄片的危重病患尤为适用。床旁超声可及时发现胸腔积液,对胸腔积液进行半定量分析,大致评估积液量的多少。除此之外,临床医生还可通过观察胸腔积液的回声度,结合临床信息初步推断胸腔积液的性质及可能病因,并评估穿刺的必要性。更重要的是,床旁超声可引导精准胸腔穿刺,可提高穿刺成功率,并避免常规手术中的气胸、出血等并发症,尤其适用于困难穿刺及高风险穿刺的患者。

胸腔积液的半定量评估

胸腔积液的常规测量方法多适用于坐立位患者,呼吸重症监护室内危重患者常处于仰卧位,目前仰卧体位下胸腔积液量的测量方法仍然存在争议。目前使用较多且较便捷的方法为通过肺基底部最大呼气末胸膜间距(Sep)进行计算:$V(mL)=20×Sep(mm)$。针对胸腔积液也有粗略估算法,仰卧体位情况下:液体宽度<20mm时,积液量<500mL;液体宽度为20~40mm时,积液量为500~1000mL;液体宽度>40mm时,积液量>1000mL。

胸腔积液的性质评估

临床医生可通过对胸腔积液回声度、胸膜厚度和肺实质变化的分析,初步判断胸腔积液的性质。积液内存在内部回声、纤维分隔及胸膜增厚常常提示为渗出液;无回声积液更可能是漏出液(双侧同时出现,漏出液概率更大),渗出液也可表现为无回声;均匀回声积液为血胸或脓胸的特征性表现,有时脓性及血性积液的超声检查中可见点片状、絮状的漂浮物;在探查发现肺实质病变的情况下,胸腔积液更可能是渗出液。此外,胸腔积液合并不规则的胸膜增厚可能意味着为恶性肿瘤(图2.13至图2.17)。

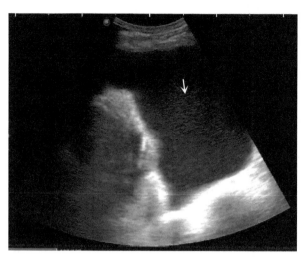

图2.13　患者女,56岁,肺癌,超声显示左侧胸腔大量积液,内见密集均匀细点状回声,低垂部位密集。胸腔穿刺引流后为血性胸腔积液。

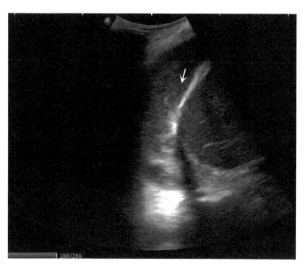

图2.14　患者男,43岁,高热1周,超声显示左侧胸腔接近等回声积液,内见均匀密集高回声斑点。胸腔穿刺引流后为脓性积液。

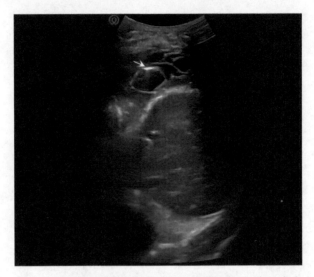

图2.15 患者男,69岁,反复发热20余天,超声显示右侧胸腔积液,内见多个大小不等分隔。诊断性穿刺后化验提示为渗出液,炎性指标明显升高。

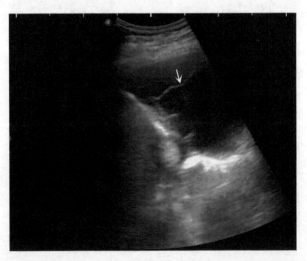

图2.16 患者男,30岁,低热、盗汗2个月,超声显示左侧胸腔积液,内见纤维条索影。胸腔穿刺后化验提示ADA明显升高,结合临床诊断为结核性胸膜炎。

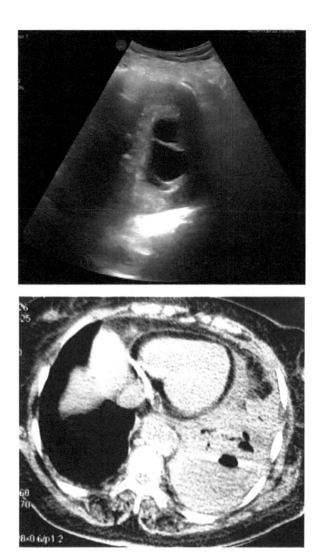

图 2.17　患者女,70 岁,高热、食欲减退 10 余天,超声显示实变的肺组织内包裹有低回声液性暗区,内见分隔,符合肺化脓表现。胸部 CT 进一步证实诊断。

床旁超声引导困难胸腔穿刺

胸部超声可引导胸腔穿刺,包括:观察胸腔积液量、胸腔积液黏稠度及有无分隔、有无实质器官阻挡;判断是否适宜穿刺及评估穿刺风险;确定穿刺点的位置、进针方向、测量安全进针深度。在胸腔积液量较少但需要诊断性穿刺时,以及各种原因导致穿刺困难时,临床医生可在床旁超声实时引导下进行穿刺,以提高操作成功率,并降低周围血管和实质脏器穿刺损伤的风险(图2.18和图2.19)。

临床病例1(图2.20)

患者男,41岁,既往身体健康,体检发现右侧胸腔积液入院。门诊胸部CT显示右侧中等量胸腔积液,积液内未见肺组织。入院后拟予进行胸腔穿刺引流,术前行床旁超声辅助定位,超声显示右侧液性暗区,于肩胛线第7肋间测量积液深度为6cm,见肺叶漂浮,吸气末壁胸膜距离漂浮肺叶仅1.7cm。床旁超声定位并监测引导下进行胸腔穿刺,术后复查可见引流管位于胸腔内,胸片复查无气胸。

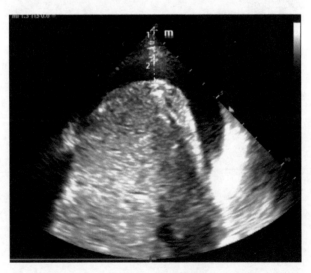

图2.18　少量胸腔积液的诊断性穿刺引导。

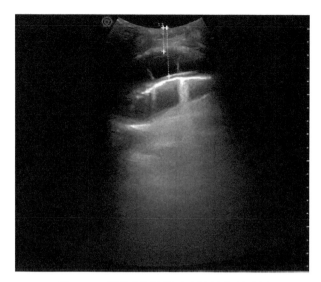

图2.19 纤维分隔性胸腔积液的穿刺引导。

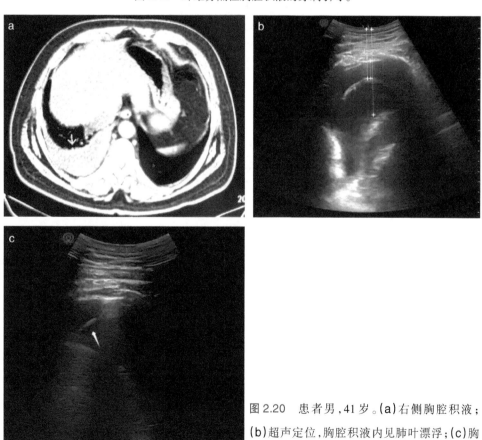

图2.20 患者男,41岁。(a)右侧胸腔积液;(b)超声定位,胸腔积液内见肺叶漂浮;(c)胸腔穿刺后超声评估引流管位置。

临床病例2(图2.21)

患者男,92岁,既往冠心病、糖尿病、陈旧性脑梗死病史。平素长期卧床,饮食呛咳,咳痰无力,间断双下肢水肿,近期食欲减退。本次因"发热伴呼吸窘迫3天"就诊。急诊给予紧急气管插管以改善呼吸窘迫症状,并以呼吸衰竭、吸入性肺炎、冠心病、糖尿病、脑梗死后遗症为诊断收入院。体格检查:SO₂ 98%,BP 110/94mmHg(1mmHg≈0.133kPa),HR 120次/分。经口气管插管后,机械通气中,体形消瘦,双肺底呼吸音低,闻及少许湿啰音,心音低,心律失常,双侧前臂、骶尾部及下肢水肿,神经科体格检查为阴性。入院后血化验:ALB 24g/L,BNP 860ng/mL。床旁超声检查发现右侧中等量胸腔积液,左侧少量胸腔积液,呈无回声表现;肺部超声见B线征,胸膜光滑连续;心脏超声显示左室射血分数(EF)降低。超声结合临床及物

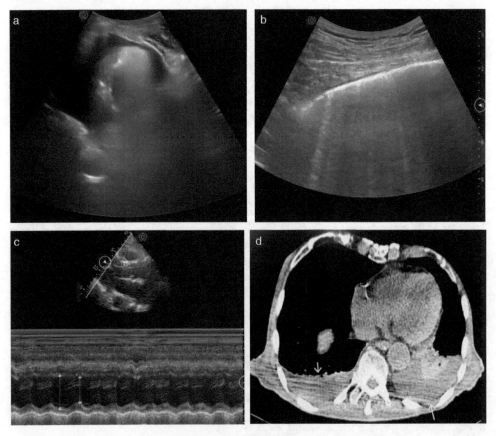

图2.21　患者男,92岁。(a)右侧胸腔液性暗区,清亮;(b)肺部超声见B线征;(c)心脏超声显示左室射血分数降低;(d)胸部CT见双侧胸腔积液。

理化学检验,胸腔积液符合漏出液表现。病因考虑:心功能不全、低蛋白血症。予以患者改善心功能、营养支持治疗,酌情进行利尿及白蛋白输注,暂未进行胸腔穿刺引流,监测胸腔积液量减少。

第4节　呼吸机相关肺炎的超声评估

呼吸机相关肺炎(VAP)是指气管插管或气管切开的患者接受机械通气48小时后,以及撤机、拔管48小时内发生的肺炎。VAP是呼吸重症监护室内机械通气患者常见且严重的并发症之一,患者一旦发生VAP,则易造成脱机困难,从而延长住院时间,增加住院费用,严重者甚至会危及生命。临床医生可通过床旁肺部超声检查及时发现VAP并动态监测疾病变化。实时肺部超声检查有利于抗感染治疗的动态评估,对改善患者预后、降低呼吸重症监护室死亡率具有重要价值。

机械通气患者发生肺炎的病理学及超声表现较为复杂。有创机械通气使患者的气道屏障功能受损;正压通气使定植在上呼吸道的细菌在气管和支气管内散播,最早发生以细支气管为中心的肺实质性炎症,并可累及所有肺叶,特别是下肺。支气管肺炎病灶进一步扩散至外周肺泡及胸膜,导致不同程度的肺通气减少,肺部超声表现为不规则的B线征。随着肺部炎症的进展,病灶相互融合,肺通气功能进一步下降,肺部超声出现胸膜下的肺实变及大片肺叶实变征象。

床旁超声评估VAP的主要依据(图2.22至图2.28)

胸膜线异常

超声表现为胸膜线增粗、粗糙、不规则或连续性中断,胸膜下小片肺实变,严重者肺实变区邻近胸膜滑动征消失且伴有肺搏动征。

局部肺水肿征

超声下可见较多B线,严重者可见融合B线或致密B线,提示存在不同程度的

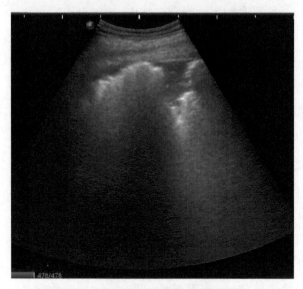

图2.22　胸膜线增粗、粗糙、连续性中断。

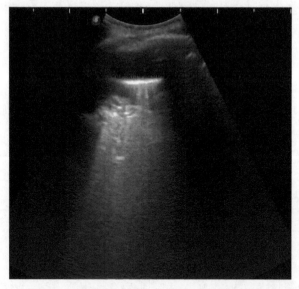

图2.23　胸膜下小片肺实变,存在少量胸腔积液。

局部肺水肿。轻度肺炎、肺炎早期和重度肺炎恢复期,可以胸膜线异常和不同程度的肺水肿为主要表现。

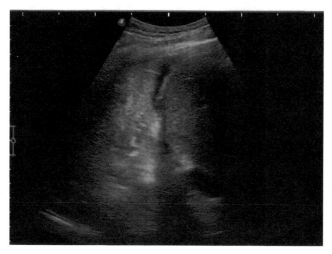

图2.24　肺组织肝样变。

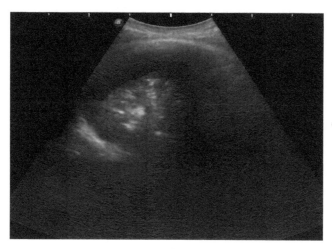

图2.25　肺实变,支气管充气征,胸腔积液。

肺实变伴支气管充气征

　　肺实变是超声诊断肺炎最重要的征象。实时超声下可见肺搏动征和动态支气管充气征,气体完全吸收,可表现为肺组织肝样变。多普勒超声可见实变区存在血供。如实变区内发现囊性低回声,则需注意肺脓肿的可能。

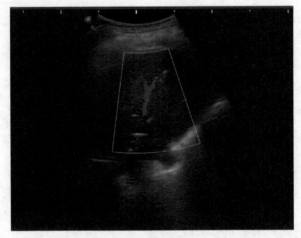

图2.26　肺实变,彩色多普勒可见"树枝"状血供。

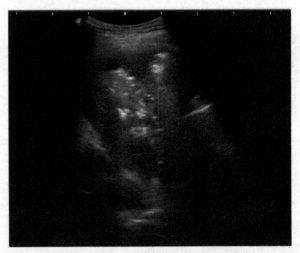

图2.27　碎片征,存在少量胸腔积液。

碎片征

小片肺实变及实变肺组织与充气肺组织分界不明确时表现为碎片征。

胸腔积液

少数患者伴有胸腔积液。

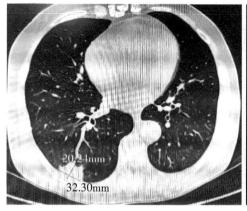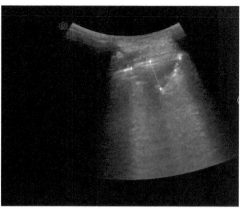

图2.28　患者女,78岁,机械通气治疗中,新出现发热症状。床旁胸片未发现新发渗出液及肺实变影,对其进行床旁胸部超声探查,发现右侧肩胛下碎片征、局部B线征,病变呈楔形,基底部测量宽度为2.92cm,基底部距离顶端1.84cm,符合肺炎诊断。进行胸部CT检查证实局部肺实变影,测量误差小。

动态变化

随着炎症的消散吸收,肺实变逐渐减轻,实变区充气逐渐增多(即支气管充气征更加明显),A线逐渐出现,直至恢复正常。

临床病例(图2.29)

患者男,76岁,既往慢性阻塞性肺疾病病史8年。本次因"喘憋加重伴发热3天、意识障碍4小时"就诊于急诊。胸片显示肺气肿征,双肺透过度增强,肋骨平举,膈肌低平,双肺纹理紊乱,未见渗出及实变影。动脉血气显示:pH值7.20,PCO_2 98mmHg,PO_2 60mmHg,Lac 1.8mmol/L,HCO_3^- 46mmol/L。急诊予以紧急气管插管,机械通气治疗后收住院。体格检查:HR 110次/分,SO_2 99%,BP 102/68mmHg,R 18次/分。镇静状态,经口气管插管后,插管深度距离门齿23cm,机械通气SIMV模式,VT 480mL,PS 18cmH_2O(1cmH_2O=98Pa),PC 18cmH_2O,PEEP 5cmH_2O,Ti 1.1秒,FiO_2 50%。双侧瞳孔等大正圆,对光反射存在,桶状胸,双肺闻及广泛细小干鸣音。散在痰鸣音,心律齐,腹软无压痛,双下肢不肿,神经科体格检查为阴性。入院后评

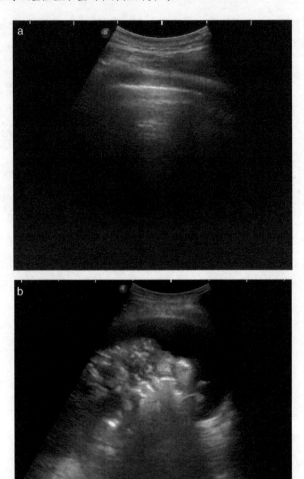

图2.29　患者男,76岁。(a)入院时肺部超声表现;(b)患者呼吸窘迫的超声表现。

估床旁肺部超声:BLUE方案显示双侧A线,PLAPS阴性。入院诊断:慢性阻塞性肺疾病急性加重期、下呼吸道感染、Ⅱ型呼吸衰竭、肺性脑病。

　　入院后对患者继续进行机械通气治疗,予以孢哌酮/舒巴坦抗感染治疗,以及平喘、祛痰、肠内营养支持等治疗,间断经气管插管吸痰,痰量多,为黄色黏痰,痰液黏稠不易吸引。住院期间患者双肺气道干鸣音逐渐减少,肺脏顺应性逐渐改善,气道峰压逐渐降低,入院第4天开始逐渐降低呼吸机支持力度。入院第5天患者突发低氧血症,血氧饱和度下降,心率增快,伴有气道峰压升高,肺顺性降低。体格检查发现右肺呼吸音低。初步判断为右侧气胸或肺动脉栓塞。紧急进行床旁肺部超声BLUE方案探查,于右肺后蓝点位置见肺实变表现。急诊予以气管镜探查,镜下可见右肺下叶基底段开口被痰栓堵塞。予以充分吸引,清理气道,患者氧合恢复。对患者进行增强祛痰及气道湿化治疗,增加吸痰次数,并根据气道内分泌物病原学回报调整抗生素治疗。随后患者病情逐渐改善。

第5节　机械通气患者气压伤的超声评估

机械通气时如气道压过高或肺容积过高,会出现肺泡过度膨胀及肺组织损伤,进而导致张力性气胸、肺间质气肿、纵隔气肿、皮下气肿、空气栓塞等严重并发症,称为气压伤,其中最常见的是张力性气胸。此外,颈内静脉或锁骨下穿刺及胸外心脏按压,也可能直接损伤脏胸膜,引起气胸。机械通气患者发生气胸,尤其是张力性气胸,会引起胸膜腔内压急剧升高,肺组织受到挤压和压缩,进而导致患者的呼吸功能受限,出现明显的呼吸困难。胸膜腔内压升高还可导致心脏受到压迫,甚至纵隔摆动,影响心功能,严重时可导致循环障碍,出现致死性休克及心搏骤停。张力性气胸是呼吸重症监护室内常见的致死性危重症,需要及时诊断、干预和治疗。床旁超声可及时、有效地评估和动态监测肺部改变,迅速识别气胸征象并帮助临床医生准确定位穿刺点,引导胸腔闭式引流操作。对于体位受限的机械通气患者,床旁超声的诊断价值优于普通X线检查,尤其对于排除性诊断具有重要价值。

气胸的肺部超声征象包括:

- B线消失;
- 胸膜滑动征消失;
- 肺搏动征消失;
- 肺点。

胸膜分脏、壁两层,正常情况下,两层胸膜紧贴,形成潜在腔隙,B型超声下,声波透过胸壁,可探测到肺组织表面的胸膜线(包括脏、壁胸膜),随呼吸运动,出现胸膜滑动征。M型超声下,可见胸膜线上与其平行的回声线,胸膜线下均质的颗粒状声影称为沙滩征。当出现气胸时,脏、壁胸膜被气体隔离,声波不能透过气体层,探查到肺组织表面,此时胸膜(脏胸膜)滑动征消失。可见A线征,B线消失。M型超声下表现为肺部胸壁均呈条码征。肺点是脏胸膜和壁胸膜被气体隔开边缘上的位置点,是胸膜滑动征存在和消失的分界点,此处M型超声上表现为沙滩征和条码征交替出现。找到肺点是确诊气胸的关键,但不是所有气胸都能探查到肺点(图2.30)。

　　注:其他原因造成的肺与胸壁相对静止也可表现为胸膜滑动征消失,包括靠近胸膜部位的肺实变、胸膜粘连、严重的COPD或哮喘等;A线可出现于正常人的肺,也可出现于气胸、COPD、肺栓塞等情况。胸膜滑动征消失,A线不是气胸的特异性诊断标准,却是气胸必须具备的征象;B线消失不能成为气胸极有价值的诊断标

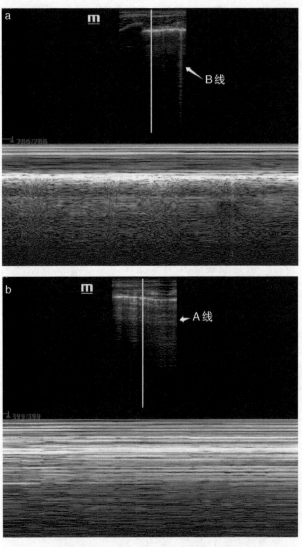

图2.30　(a)B线存在,M型超声下呈沙滩征;(b)A线征,B线消失,M型超声下呈条码征。

准,但B线存在常常可排除气胸的诊断。此外,个别情况如患者存在纵隔气肿时,气肿边缘被误诊为肺点而被诊断为气胸;极少数孤立性气胸为局限性的,局限在其他胸壁,如果没有进行全面的检查会漏掉;没有找到肺点并不代表排除气胸,当存在大量的气胸,肺周围全部被气体包围,探查不到肺点。因此,床旁超声对气胸的诊断应建立在动态观察的基础上。了解肺脏的基础情况,有利于提高气胸的诊断率及减少误诊(图2.31)。

检查流程:患者取仰卧位,探头放置在前胸壁,从上向下扫查,如果胸膜滑动征

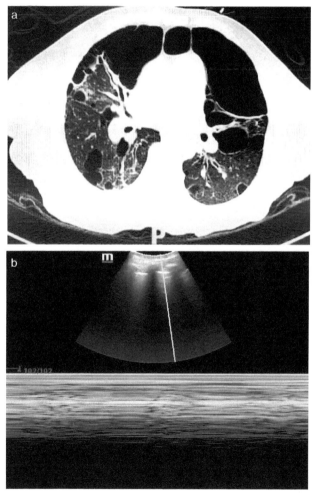

图2.31　患者女,80岁,前胸部位超声探查发现胸膜滑动征消失,A线征,B线消失,M型超声下呈条码征,怀疑气胸。胸部CT证实为双侧肺大疱。

存在,则可排除气胸;如胸膜滑动征消失,但有B线征,也可排除气胸。如胸膜滑动征消失,为A线征,则探头向外侧移动寻找肺点,如果找到肺点,则可诊断为气胸;如果没有找到肺点,则气胸诊断不成立,建议进行其他影像学检查(图2.32)。

临床病例(图2.33)

患者男,76岁,有慢性阻塞性肺疾病、肺气肿基础疾病。本次因"发热伴有呼吸困难3天、意识障碍2小时"就诊。急诊予以紧急气管插管、机械通气治疗,以慢性阻塞性肺疾病继发感染、呼吸衰竭、肺性脑病为诊断收入院。体格检查:镇静状态,双肺布满干鸣音,心律齐,心音尚可,腹部略膨隆,神经科体格检查为阴性,动态肺顺应性$20mL/cmH_2O$,气道峰压$34cmH_2O$。入院后予以继续机械通气治疗及抗感染、平喘、祛痰、营养支持等药物治疗。患者病情趋于稳定,监测肺顺应性改善,气道峰压降低。对患者逐渐减停镇静药物,患者神志恢复、自主呼吸增强。镇静药物减停过程中,患者出现躁动,呼吸频率增快,人机对抗明显,继之突发血氧减少,伴有心率增快、血压降低、呼吸机频繁报警提示气道峰压显著升高。体格检查发现右下肺呼吸音降低。紧急进行床旁心肺超声检查,胸部超声探查于右侧下蓝点区域

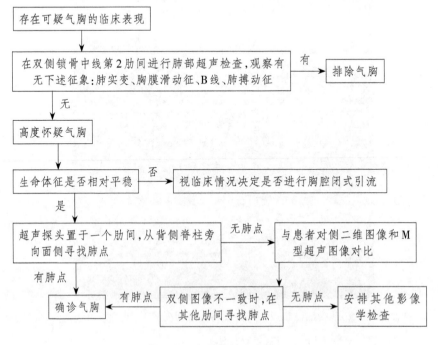

图2.32　气胸的检查流程。

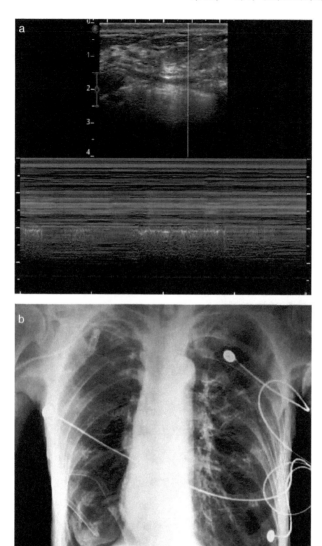

图2.33　（a）胸膜滑动征消失,M型超声下可见肺点;（b）气胸,进行胸腔闭式引流术后。

位置发现胸膜滑动征消失,未见B线及实变影,M型超声显示条码征,并探及肺点;心脏彩超可见各房室腔内径大致正常,左心收缩功能尚可,无右心增大及压力升高表现,未见心包内低回声;下肢血管超声检查未发现血栓。超声表现结合临床考虑为气胸。床旁超声定位下急诊予以右侧胸腔闭式引流术。术后患者氧合改善,循环趋于稳定,监测气道峰压降低。术后床旁X线证实气胸诊断。

第6节　床旁超声对肺泡间质综合征的评估

正常的肺间质很薄,低于超声分辨率,当肺间质因为各种病理性原因而增厚,达到了超声分辨率,增厚的肺间质和正常的肺泡腔气体发生多重混响伪像即为B线。B线代表肺间质增厚或者同时肺泡受累。当任一扫描区域内有连续2个以上肋间隙存在融合B线时,称为肺泡间质综合征。呼吸重症监护室常见的心源性肺水肿、ARDS、肺间质纤维化等疾病,超声均可表现为肺泡间质综合征。这些疾病往往有相似的临床表现,且床旁卧位X线检查鉴别困难。对于无法完成胸部CT检查的重症患者,肺部超声有许多特殊征象对上述疾病的诊断和鉴别诊断有意义,可帮助临床医生快速确定病因,以采取有效治疗方案。

不同病因所致肺泡间质综合征的鉴别如下。

静水压性肺水肿

- 双肺B线呈弥漫性、对称性分布,起源于重力依赖区,然后逐步扩散恢复。
- 胸膜下病变少,胸膜下实变征象少见。
- 胸膜连续性完整,滑动征存在。
- 有心脏或肾脏基础疾病及相关临床表现,心脏超声可发现心脏结构及功能的异常。
- 脱水治疗后B线可消失。

ARDS

- 不规则的胸膜线,可出现胸膜线增粗、模糊、节段性增厚。胸膜滑动征减少或缺乏。
- 胸膜下可见实变,背侧肺野实变伴随支气管充气征是ARDS的典型超声表现。
- B线分布不规则。
- 双侧病变的性质与程度可不一致,甚至同一侧肺脏的不同肺野,其病变性质与程度也可不一致。

- 存在导致 ARDS 的直接及间接肺损伤因素,如严重肺部感染、胃内容物吸入、严重全身性感染等。

肺间质纤维化

- 胸膜滑动征减弱,胸膜线增粗、不光滑,严重者胸膜连续性中断,呈颗粒状或结节状改变,可有胸膜下实变表现。
- 多发 B 线,常起源于后肺基底部,B 线数目不会在利尿治疗后明显改变。
- 肺纤维化基础疾病或既往 CT 影像学检查对鉴别诊断尤为重要。

常见的 B 线疾病(如静水压性肺水肿、ARDS、肺间质纤维化等)均以累及肺间质导致 B 线产生为主要特征,但难以进一步对病变性质进行鉴别。胸膜特征是鉴别以 B 线为特征的不同类型肺疾病的一个重要评判指标(图 2.34 至图 2.36)。

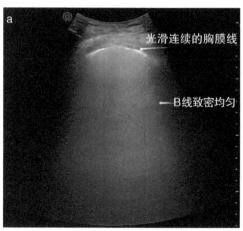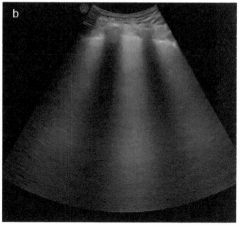

图 2.34　患者男,78 岁,有陈旧性心肌梗死基础疾病。主诉气促,咳粉红色泡沫样痰,平卧困难 2 天。体格检查显示双肺底湿啰音,双下肢水肿。(a)胸膜线光滑连续,胸膜滑动征存在;(b)超声显示融合 B 线征,分布均匀;(c)胸片可见蝶翼征;(d)脱水治疗后症状改善,B 线减少。临床诊断:心源性肺水肿。(待续)

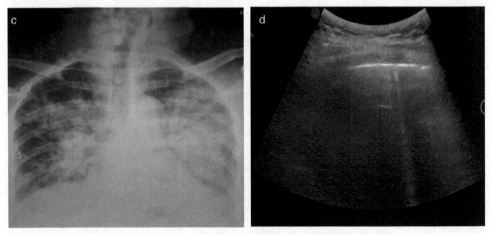

图 2.34（续）

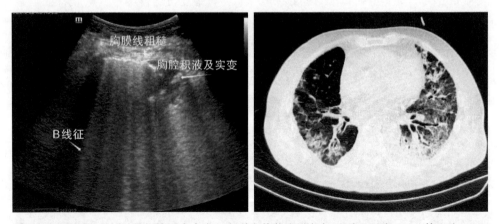

图 2.35 患者男 ,65 岁 ,既往糖尿病病史。主诉发热伴有进行加重呼吸困难 3 天。体温为 38.5~
39.8℃ ,氧合指数为 80。经气管插管吸引可见血水样气道分泌物 ,送检甲型流行性感冒病毒 RNA
检测为阳性。超声显示胸膜线不规则、增粗、中断表现 ,胸膜下碎片征 ,可见分布不均匀的 B 线。
胸部 CT 证实符合 ARDS 诊断。

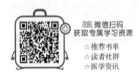

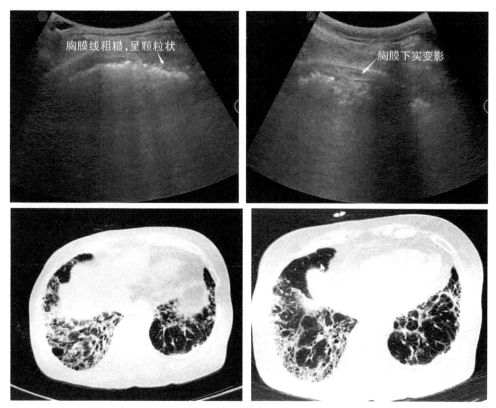

图2.36　患者女,64岁,既往口干、眼干近10年。主诉咳嗽伴气促4年,呼吸困难半个月。体格检查显示双肺底闻及爆裂音。超声显示双侧肺基底部B线征,胸膜滑动征减弱,胸膜线增粗、不光滑,呈颗粒状改变,胸膜连续性中断;可见胸膜下实变表现。胸部CT证实为肺间质纤维化。

第7节　床旁超声在ARDS患者诊疗中的应用

ARDS是一种在短时间内(1周内)发生的,由严重感染、创伤、休克等各种肺内外致病因素导致的急性、弥漫性的炎症性肺损伤,病死率极高。临床表现为呼吸窘迫、顽固性低氧血症和呼吸衰竭。其病理生理特点是:肺容积减少、通气血流比例失调、肺顺应性下降。ARDS胸部影像学呈现不均一性,胸部CT是诊断ARDS的金标准,但由于费用高、耗时长、存在放射线暴露及转运风险,胸部CT在危重患者中的应用受限。近年来,床旁超声技术逐渐成为发现与评估ARDS的有力手段。

床旁超声指导 ARDS 的诊断及鉴别诊断

　　ARDS 的肺部病变分布不均一,各区域损伤程度不同,重力依赖区往往损伤严重,而有些区域甚至完全未受影响。ARDS 的肺部病变表现多样化,有弥漫、双侧、局灶等不同分布,又有肺泡浸润、肺实变、肺不张等。此外,还有胸腔积液、气胸等特殊病变。

　　ARDS 时 CT 能发现的肺部及胸腔改变,肺部超声检查几乎均可见。提示 AR-DS 的超声特征有:前壁的胸膜下实变;胸膜滑动征减弱或消失;存在正常的肺实质(病变未侵及部位);胸膜线异常征象(不规则的胸膜线节段增厚);非均匀、整齐的 B 线分布(图 2.37)。

　　在临床工作中,ARDS 肺水肿与心源性(血流动力学性)肺水肿的鉴别较为困难。肺部超声检查有助于床旁即时鉴别诊断。心源性肺水肿时,B 线的绝对数量与血管外肺水相关,甚至肺部表现随着含水量的不同,从黑肺至黑白肺直至发展为白肺;双肺 B 线呈弥漫性、对称性分布;胸膜下病变少,少见到胸膜下实变征象;胸膜连续性完整,滑动征存在。

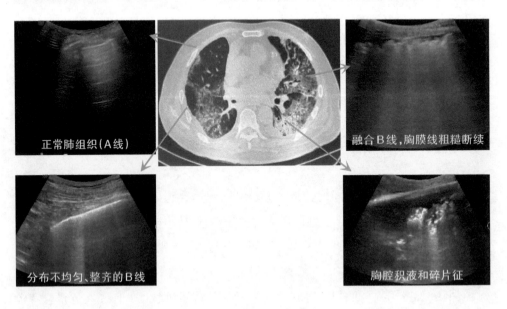

正常肺组织(A 线)

融合 B 线,胸膜线粗糙断续

分布不均匀、整齐的 B 线

胸腔积液和碎片征

图 2.37　ARDS 的超声特征。

床旁肺部超声指导的肺复张治疗

肺泡大量塌陷是ARDS病理生理改变的基础,是导致肺容积减少、肺顺应性下降及通气血流比例失调的主要原因。肺复张治疗通过给予适当的呼气末正压通气(PEEP)来防止呼气时肺泡塌陷,进而改善氧合,是ARDS合并顽固低氧血症的常用治疗方法。超声近年来也被用于ARDS患者肺可复张性的评估及床旁可视化治疗指导。

肺可复张性评估

肺单位塌陷分为3种类型:疏松性肺不张、黏性肺不张和肺实变。在3种塌陷类型中,只有前两种塌陷才是真正产生可复张性的原因。对ARDS患者来说,肺可复张性差异极大,对高可复张性的患者,积极的肺泡复张能改善塌陷,改善肺内分流。而对低可复张性的患者,强行肺复张反而会加重肺泡过度膨胀,加重肺损害及导致胸膜腔内压升高,进而导致循环功能恶化。所以在实施肺复张之前,应进行肺可复张性评估。

影像学评估肺可复张性目前仍以CT为金标准。然而,CT法需要在每个层面进行描记,耗时很长,而大剂量的辐射及反复转运的风险,也使其很难常规应用于重症病患。肺部超声在不同的肺含气量时会产生不同特征性,可以此来对肺可复张性进行半定量评估。

ARDS肺部超声的演变依次为正常肺(A线)、轻中度间质水肿(离散型B线)、严重间质水肿(融合型B线)或肺泡水肿和肺实变(C特征)。

全面评估肺通气时,采用12分区法的区域划分,以乳头水平为界,将双侧胸壁分为上、下两区。以胸骨、腋前线、腋后线、脊柱为界,将每侧胸壁分为前、侧、后3区。对每个区域分别按上述4种类型评分,计算不同压力水平时的评分变化(肺的再通气评分方案),以此来判断肺可复张性。

评分标准:A线为0分,表示通气良好;离散型B线为1分,表示通气轻度减弱;融合型B线为2分,表示肺泡浸润,肺通气严重下降;肺实变或肺不张为3分,表示肺通气几乎丧失。当同一个区域内出现多种超声征象时,以最高分(最严重的征象)记录。

需要注意的是,肺为非静态组织,肺部超声可能低估肺复张情况。此外,胸壁皮下脂肪的厚度、胸壁皮下气肿等患者相关因素及操作者技术水平因素都可能影响肺部超声检查的准确性。肺部超声不能区分正常通气或过度通气,因而不能作为肺复张评估的唯一方法。除此之外,全肺12个区域扫查耗时长,检查过程需配合患者体位的变化,在床旁肺可复张性评估中存在很大局限。

　　一些特异性的肺部超声征象可帮助临床医生快速判断肺可复张性,如动态支气管征、潮式肺复张(图2.38和图2.39)。

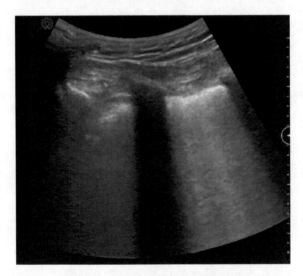

图2.38　潮式肺复张(呼吸相)。

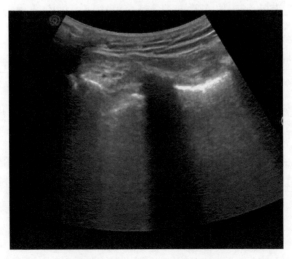

图2.39　潮式肺复张(吸气相)。

床旁超声动态监测肺复张

在实施肺复张过程中,床旁超声可动态观察病变部位含气量的变化,评估肺复张的效果,进而指导PEEP的选择。当观察到肺含气量增加,呈A线征,而胸膜滑动征减弱或者消失时,需警惕肺过度通气,甚至气胸的发生(图2.40)。

床旁超声指导ARDS右心保护与机械通气策略

ARDS患者肺循环阻力增加,容易继发急性肺源性心脏病(ACP)。ARDS患者的呼吸机参数设置和通气策略明显影响右室功能。正压通气时,尤其是肺损伤伴有肺顺应性下降的患者,胸腔内负压减小,甚至出现胸腔内正压,导致全身静脉回

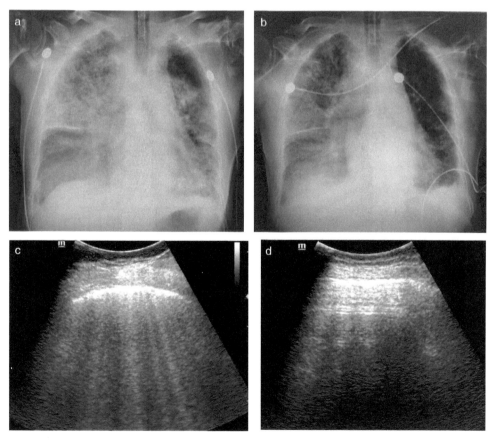

图2.40　(a)肺复张前;(b)肺复张后左肺过度通气;(c)肺复张前B线征;(d)肺复张后A线征。

流减少。不合适的VT、平台压、PEEP会导致跨肺压增高,肺泡过度膨胀,扩张的肺泡压迫肺毛细血管,右室后负荷增加,导致右室排血量下降。高碳酸血症也可导致肺毛细血管收缩,增加右室流出道阻力。不合适的机械通气是导致ACP的重要原因。临床医生可通过床旁心脏超声对ACP实施右心保护策略,即降低平台压、限制PEEP水平、适度控制高碳酸血症,以达到降低右室负荷、调整机械通气参数逐步适应右心功能的目的。目前推荐ARDS机械通气前3天患者每日至少进行一次超声检查评估右心功能,调整机械通气参数,减少ACP的发生。

第**3**章

血管的床旁超声评估

在呼吸重症监护室内,床旁超声对血管的评估是非常重要的。超声技术在评估血管解剖结构及血流情况方面具有实时、便捷、无创、安全、经济等优点,是临床医生在进行血管通路选择及穿刺置管、静脉血栓形成诊断和治疗,以及血流动力学评价时的有力工具。

第1节 血管的超声检查方法

探头的选择

一般选用高频线阵探头,频率为5~10MHz。解剖位置较深的血管,如腹腔内血管,需要选用2~5MHz凸阵探头才能达到检查的深度;IVC检查一般选择相控阵探头或者凸阵探头。

血管超声检查的基本步骤

根据解剖位置,按血管走行检查;先用短轴,探头指示标志指向患者右侧,后用长轴,探头指示标志指向患者头侧;先用二维超声,显示血管的解剖结构,观察血管变化,确定管腔狭窄及阻塞,后用彩色多普勒识别血流。

仪器调节

取样框的大小和位置

取样框根据待观察部位的范围而定,最好将其设置在刚好覆盖待观察区域的范围时为宜。

取样框的方向

声束与血管的夹角应尽量小,以增加检测血流的敏感性。

取样线的方向

取样线方向应与血管长轴的方向保持一致,多普勒角度θ应校正到≤60°。

取样容积

● 取样容积的放置:彩色多普勒指导下放置在血管中心色彩较亮处,当有动脉狭窄时,取样容积必须放置在最狭窄区域,采集最高血流速度。

● 取样容积的大小:取样容积应略小于血管内径,不能比血管内径大,也不宜太小,可使所得的平均速度更接近于实际数值。用于诊断动脉狭窄时,需要进行频谱波形分析并准确测量血流速度,取样容积应尽可能小,通常将其长度调到1~2mm。若用于观察血流方向,或频谱波形特点,或测量动脉的阻力指数、搏动指数等,应将其长度调整到血管内径的1/3~1/2。

检测开始时用较高增益,使血流易于显示,同时噪声信号也可能增多,然后再降低增益使血流显像清晰又无噪声信号;选择与被检测的血流速度相匹配的速度标尺。对腹部及外周血管一般使用低速标尺。

第2节　动静脉血管的超声鉴别

动静脉血管的鉴别非常重要,如在静脉穿刺置管时,如果误穿动脉,易导致血肿形成,甚至压迫周围组织、器官;动态血压监测、持续血液滤过治疗、体外膜肺氧合(ECOM)治疗等血管条件的评估、穿刺部位的选择及整个导管路径的判断等,都离不开动静脉血管的鉴别。因此,动静脉血管的鉴别作为血管超声的基础技术,广泛应用于监护室的临床工作。

鉴别方法

形态特点与加压试验(图3.1和图3.2)

正常静脉血管的超声表现:形态不规则,壁薄,追踪可见静脉瓣。搏动不明显或因动脉搏动而搏动。进行加压试验,探头向下对组织加压,在B型超声下观察血管,静脉会因压力而塌陷。

正常动脉血管的超声表现:形态规则,壁厚,呈三层结构,分别为内膜、中膜、外膜,可见明显的内膜线,搏动明显。加压试验不会因为压力而发生形变或形变不明显。

脉冲多普勒超声

利用脉冲多普勒超声(PW)检测血流频谱,动脉呈间断高尖频谱,频谱信号音呈明确的搏动音。静脉呈连续的、有或无起伏的曲线(是呼吸时静脉压力变化所

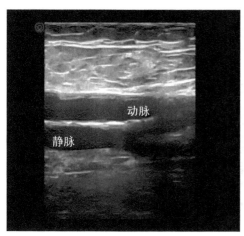
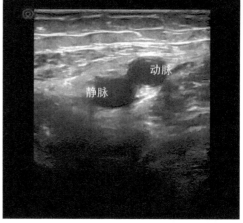

图3.1　动脉形态规则,壁厚,呈三层结构;静脉形态不规则,壁薄。

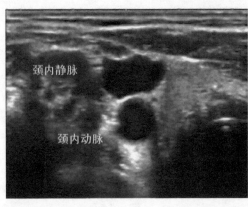
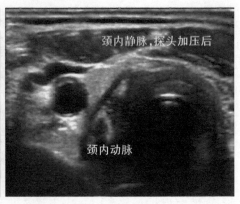

颈内静脉

颈内动脉

颈内静脉,探头加压后

颈内动脉

图3.2　动脉呈圆形,壁厚,呈三层结构,加压试验后无形变;静脉形态不规则,壁薄,加压试验后发生形变。

致),或因受相邻动脉搏动影响,出现轻微的间断搏动频谱,频谱信号音呈连续的"吹风"样或"大风过境"样声音(图3.3)。

彩色多普勒法(图3.4和图3.5)

应用彩色多普勒模式,朝向探头的血流呈红色信号,背离探头的血流呈蓝色信号,以此根据血流方向及解剖知识,判断动静脉。

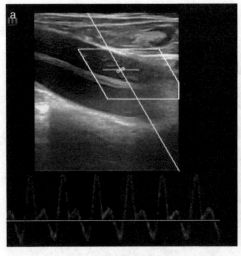
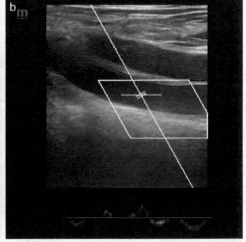

图3.3　(a)动脉:高尖频谱;(b)静脉:连续的、起伏的曲线。

注:红色并不一定是动脉,蓝色并不一定是静脉。动静脉鉴别见表3.1。

表3.1　动静脉的鉴别方法

鉴别方法	动脉	静脉
形态	规则,壁厚	形态不规则,壁薄,可见静脉瓣
搏动	随心跳搏动明显	一般情况无,或者随周围动脉搏动有轻微搏动
探头加压	不易压闭	易压闭
频谱多普勒	高尖的脉冲式血流信号	连续、低速,随呼吸变化

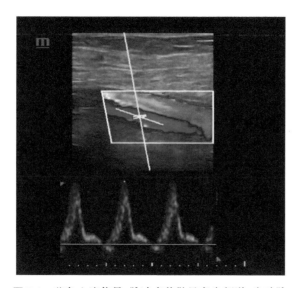

图3.4　蓝色血流信号,脉冲多普勒呈高尖频谱,为动脉。

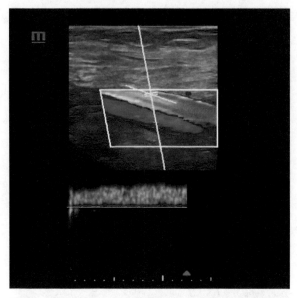

图3.5　蓝色血流信号,脉冲多普勒呈平缓频谱,为静脉。

第3节　静脉血栓的早期发现与抗凝指导

呼吸重症监护室患者由于严重疾病状态、感染、低氧、应激、长时间卧床等原因,血液处于高凝状态,容易继发深静脉血栓(DVT)和静脉栓塞症(VTE)等严重并发症。急性肺栓塞患者中90%栓子来源于下肢近端DVT。DVT的预防,以及早发现、早治疗是有效降低肺栓塞发生率、患者死亡风险的重要措施。临床医生可对高危患者进行床旁超声监测,及时发现DVT,并评估静脉血流状态,早期发现自发性充盈、血流瘀滞,早期预防性抗凝,以降低静脉血栓的发生风险。

下肢静脉扫查流程

采用线阵探头,患者取仰卧位,下肢轻轻外旋屈曲。横向扫查时,探头标记点指向患者右侧;纵向扫查时,探头标记点指向患者头侧,依次检查股总静脉、大隐静脉、股静脉、腘静脉、小隐静脉、胫前静脉、胫后静脉、腓静脉及小腿的肌间静脉丛。通过血管二维超声图像观察有无血管内高回声,采用彩色多普勒血流评估血管内有无充盈缺损或血流消失,并间断横切面加压观察血管是否能被压闭,即从血管到血流再到加压。

对于比较危急需快速评估的情况,则至少需要检查3个部位,即股总静脉、股动脉、大隐静脉汇合处,股深静脉与股浅静脉汇合处,腘静脉。

见图3.6。

静脉血栓的主要超声表现

- 下肢静脉管腔内有实性回声。
- 采用横切面加压法,静脉管腔不被压闭。
- 采用彩色多普勒检查,血流信号消失或者变细。
- 血栓远心端静脉频谱期相性消失或者减弱,对 Valsalva 试验反应减弱。

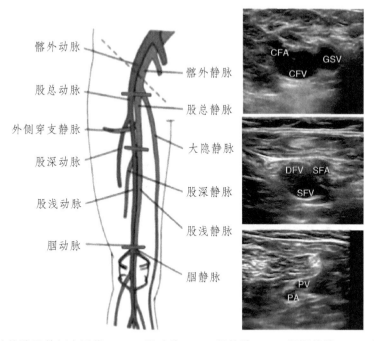

图3.6 下肢动静脉及其超声图像。CFA,股动脉;CFV,股静脉;DFV,股深静脉;GSV,大隐静脉;SFA,股浅动脉;SFV,股浅静脉;PA,腘动脉;PV,腘静脉。

急性及慢性血栓的鉴别(图3.7)

急性血栓

急性血栓呈均匀低回声;血管常完全闭塞,血管腔无血流信号;静脉管腔增宽,张力增大,管壁光滑、整齐,有时可见异常回声在管腔内呈漂浮状。

慢性血栓

慢性血栓呈不均匀、不规则等回声或高回声,病程越长,回声越高;可见管腔再通,周边有缝隙状血流信号;管腔缩小,管壁增厚、粗糙,内异常回声较固定地附着于静脉壁上;周围可见侧支循环形成。

注:左侧下肢DVT形成较右侧为多,与左侧髂总静脉压迫综合征有关;小腿深静脉多为两条同名静脉伴行,检查时应全程探查两条血管内有无血栓形成,以防漏诊;一旦观察到急性血栓,尤其见自由漂浮血栓时,需减少不必要加压等操作,以免引起血栓脱落而导致肺栓塞。

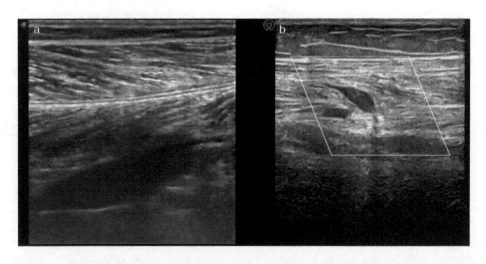

图3.7 下肢DVT的超声表现。(a)肌间静脉血栓,静脉增宽,腔内低回声;(b)肌间静脉血栓,彩色多普勒无血流信号;(c)静脉管腔内可见实性回声,彩色多普勒可见血流变细;(d)静脉管腔明显扩张,侧壁见实性回声,血流信号缺损。(待续)

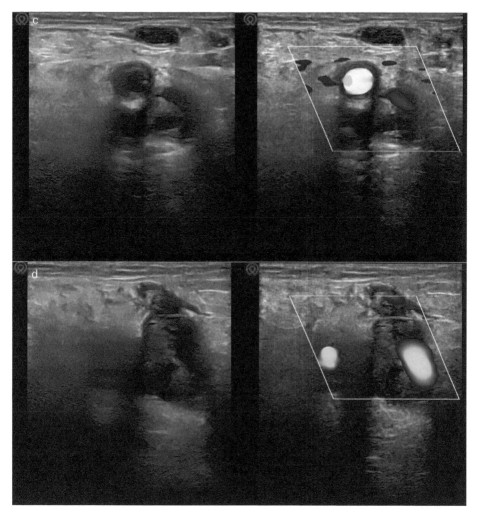

图 3.7(续)

自发性声学显影(图3.8)

临床医生在对某些患者进行超声检查时,可在血管腔内见到飘动的"云雾"景观,随着呼吸或者心脏的搏动,做不同方向的回旋、后退或前进运动。这种"云雾"现象又称"自发性声学显影"或"自发显影"。在血流黏滞或缓慢的情况下,红细胞发生聚集和叠加,体积及散射切面的增加使得返回超声探头的散射信号增强,这是自发性声学显影产生的基础。自发性声学显影现象与血栓形成密切相关,是一种

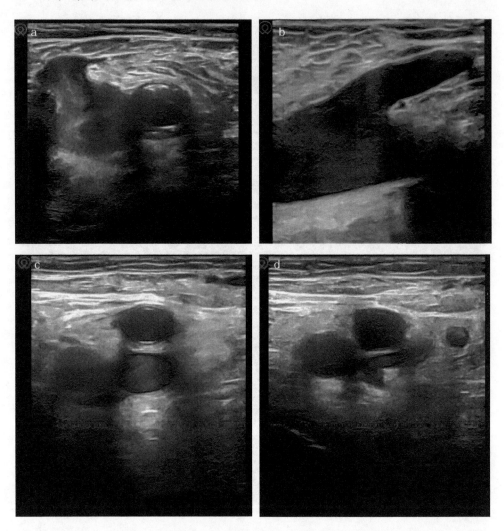

图3.8　自发性声学显影。(a,b)云雾征；(c,d)血管内低回声影,加压可压闭。

"血栓形成前期"的表现,预示着血栓栓塞性疾病发生高风险。临床医生在超声检查过程发现这种"云雾"现象,应积极寻找导致该现象形成的病理性或生理性原因,并结合患者病情及凝血指标进行积极干预治疗,避免或预防血栓形成。

下肢DVT超声筛查流程见图3.9。

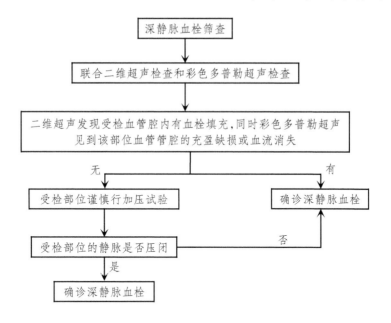

图3.9 下肢深静脉血栓超声筛查流程图。

第4节 下腔静脉的床旁超声检查

在呼吸重症监护室的临床诊疗中,经常需要获取下腔静脉(IVC)的超声指标。下腔静脉顺应性好、弹性大,主要汇集下半身血液(约占全身静脉血液的75%),回流入心脏。腔内血液提供的非张力性容积少,它就瘪,非张力性容积多,它就宽。IVC超声指标是评估压力的指标(右心房压=下腔静脉压=中心静脉压),反映体循环血液回流入心脏的难易程度,其本质是评估回心血量和心功能是否匹配。在直接目视法评估血流动力学时可以认为:当回心血流通畅时,IVC腔内压力低,受压时塌陷率就大;当后方心肺系统血流拥堵时,IVC腔内压力高,受压时塌陷率就小。下腔静脉宽度及变异度的评估在多种呼吸危重症患者的血流动力学评估、休克的鉴别诊断、容量反应性评估及液体复苏决策中有着重要意义。容量反应性是液体治疗的前提,补液后可通过增加心排血量,改善循环功能和组织灌注;而无容量反应性的患者,补液后回心血量与心功能无法匹配,过多的液体积聚可引起肺水肿、右心衰竭、体循环淤血等并发症,加重器官损伤和循环崩溃。对各种疾病合并循环障碍的患者,通过超声评估其下腔静脉宽度及随胸膜腔内压改变的变异程度,可间接推测容量负荷和容量反应性,进而帮助临床医生判断是否进行补液治疗还是脱水治疗。

下腔静脉的超声检查

探头选择

探头选用相控阵探头或凸阵探头(首选相控阵探头)。

检查方法

- 患者取仰卧位,将相控阵探头置于剑突下,向下倾斜探头,显示四腔心。
- 找到右房,将右房置于所获图像的中央(图3.10)。
- 逆时针旋转探头90°,完全显露IVC,获取IVC长轴标准切面:清晰显示IVC汇入右房开口,肝静脉汇入IVC;显示IVC全长,静脉壁回声清晰锐利。然后逆时针旋转90°,获取短轴切面(图3.11)。
- 在距离右房开口2cm处或肝静脉开口处,二维超声下测量两侧内膜之间的距离(图3.12)。
- M型超声下测量呼吸变异率:于呼气末测量其宽度作为基线水平(注:无论自主呼吸还是机械通气状态,均以呼气末作为基线水平),再测量吸气末时宽度,并计算呼吸变异率(图3.13)。
- 合理解读测量结果。

注意事项

不可忽视IVC短轴的测量:IVC的短轴实际塌陷方向与正中矢状面成一定夹角,角度因人而异。平时测量的IVC长轴是从正中矢状面测量,也就是IVC正中矢状面的塌陷角度,并非IVC真正塌陷的角度。在短轴上测量才是真正的IVC塌陷率。因此,IVC的测量需结合长轴及短轴一起判断,以增加评估的准确性(图3.14)。

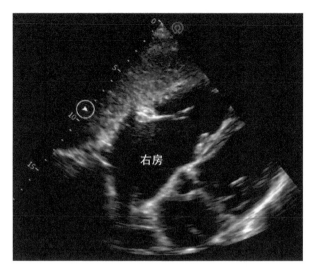

图 3.10　超声探及右房。

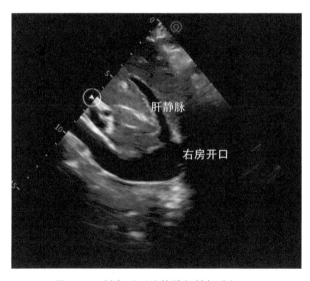

图 3.11　剑突下下腔静脉长轴标准切面。

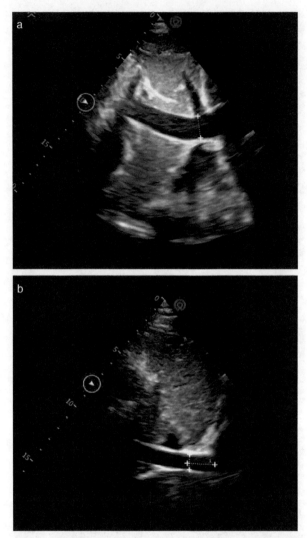

图3.12　（a）肝静脉开口测量下腔静脉宽度；（b）右房开口2cm处测量下腔静脉宽度。

经肝IVC测量

呼吸重症监护室内常见肺气过多（常见于肺气肿、机械通气患者），以及腹腔高压等导致腹部正中位置标准切面显示困难，此时可选择经肝IVC测量（图3.15）。

测量方法：右侧腋中线至腋后线区域经肝获取，标记点朝向头侧，获取IVC长轴切面，于距离右房入口1~3cm处测量。

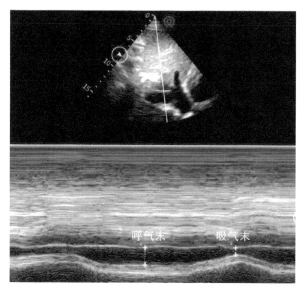

图3.13　M型超声下测量呼吸变异率。

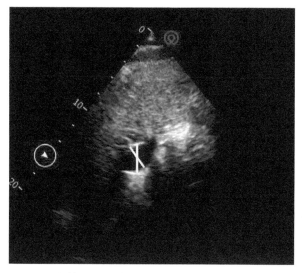

图3.14　长轴测量塌陷的方向与实际塌陷方向存在夹角。

注：经肝测量IVC，与经剑突下测量IVC，尽管都是长轴，但实际上却成约90°的夹角。IVC的实际塌陷方向与经剑突下的长轴更接近，而与经肝长轴相差更远。在IVC扩张固定（短轴很圆）的时候，两者一致性更高些；在IVC纤细或正常（短轴椭圆）的时候，两者一致性相对较差。

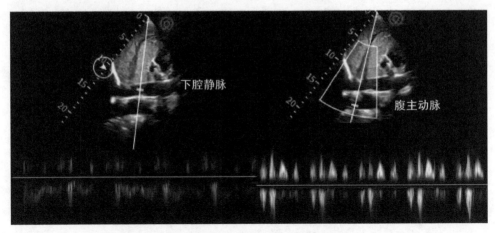

图 3.15 经肝测量 IVC。

不同的呼吸模式下,呼吸变异率的计算方法

- 自主呼吸状态:塌陷率。

IVC 塌陷率=(IVC 呼气末−IVC 吸气末)/IVC 呼气末。IVC 塌陷率的正常值大于50%。

对于自主呼吸的个体,呼气末期,胸腔内呈负压,更趋近于基线水平。当吸气时,胸腔内负压变得更负,这种胸膜腔内压的变化可导致右心房压降低,静脉回流的速度增加,因此 IVC 发生塌陷。在这个过程中,右心房压下降得越明显,IVC 的塌陷就越明显。需要强调的是,自主呼吸情况下测量 IVC 变异率,基于稳定的胸膜腔内压是前提。如果患者呼吸过深,塌陷率就会增加,如果呼吸过浅,塌陷率就会减小。所以在实际临床操作中,需保证患者的呼吸状况稳定。

- 完全无自主呼吸的控制通气模式:扩张率。

IVC 扩张率=(IVC 吸气末−IVC 呼气末)/IVC 呼气末。IVC 扩张率的正常值大于18%。

正压通气过程中,吸气相的胸膜腔内压反而增大(与自主呼吸是相反的),此时右心房压增高,静脉回流受阻,因此 IVC 反而发生扩张。

因此,在完全自主呼吸和完全控制通气(无自主呼吸)时,对 IVC 的计算指标采用的计算公式不同,而在非完全自主呼吸或控制通气的情况下,测量 IVC 变异率价值不大。

IVC测量数据需充分考虑患者临床表现,并结合其他参数及指标

• IVC纤细+塌陷:IVC内径<1cm,塌陷率>50%,提示存在血容量不足的可能,但需结合心排血量、血压和器官灌注进行判断。如果IVC纤细+塌陷且心排血量减低、血压低、器官灌注不足,此时在除外心功能其他问题后,可考虑血容量不足,具备容量反应性。而如果IVC纤细+塌陷,但心排血量足够,血压正常,器官灌注正常,则不能提示血容量不足

• IVC扩张+固定:IVC内径>2cm,塌陷率<50%,甚至几乎无塌陷,提示容量过负荷可能。严格来说,为"相对容量过负荷"。心功能正常的人,短时间内输入大量液体,可导致容量过负荷,IVC呈扩张固定状态。突发急性心泵功能降低的患者,本来不多的血容量瘀滞在心肺循环内,也可引起IVC扩张+固定。另外,导致IVC扩张+固定的原因还有很多,如心脏压塞、各种肺脏原因导致肺动脉高压(如肺栓塞、ARDS、张力性气胸、机械通气)、三尖瓣大量反流、二尖瓣狭窄、左室舒张功能不全、腹内压>12mmHg等。任何阻碍血流顺利运行的因素都可通过血流逆向的瘀滞,引起IVC的扩张+固定。因此,当我们发现IVC扩张+固定时,不能盲目地采用脱水的策略,而是要结合心脏超声和肺部超声。

• 下腔静脉直径1~2cm,不能直接评判容量状态,此时应利用心肺相互关系、被动抬腿试验或扩容试验等直接评估容量反应性。

所以IVC纤细+塌陷不一定需要补液,IVC扩张+固定亦不一定需要脱水,它仅仅是反映了一个压力指标,需结合心肺超声进行综合评估。

除此之外,临床上有剑下位置IVC显示不清,把腹主动脉误认为IVC的情况,需注意鉴别。鉴别点主要有:IVC可见肝静脉汇入,并向右房开口汇入;腹主动脉在频谱多普勒模式下可见脉冲式频谱。

临床病例1(图3.16)

患者男,56岁,有肺癌、冠心病基础疾病。因"食欲减退3个月,气短、心悸、头晕伴颜面部水肿10余天,突发晕厥1小时"入院。入院时HR130次/分、BP85/40mmHg、SO$_2$94%。休克原因初步考虑:急性冠脉综合征、心力衰竭、恶病质、容量不足或肺栓塞。紧急进行床旁超声检查,评估下腔静脉增宽、吸气塌陷率<50%。肺部超声提示肺水增多,可见散在B线。心脏超声提示心包腔内可见无回声区伴

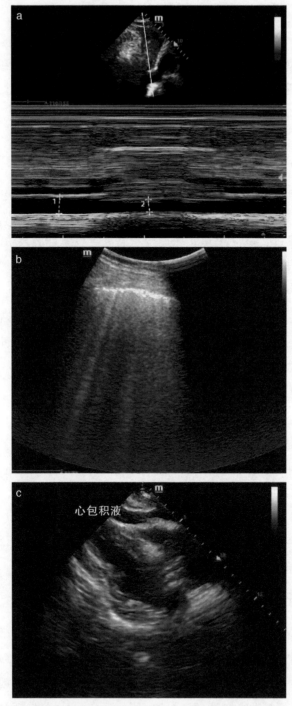

图3.16　患者男,56岁,心脏压塞。(a)下腔静脉扩张;(b)肺部超声可见散在B线;(c)心包腔内可见无图声区伴有右室游离壁塌陷。

有右室游离壁塌陷。诊断考虑：心脏压塞、梗阻性休克。予以超声定位后进行心包穿刺，引流出血性心包积液，患者循环改善。

临床病例 2（图 3.17）

患者男，90岁，有高血压、冠心病、脑梗死基础疾病。因"进食呛咳后3天、高热2天"入院。入院时患者四肢湿冷，BP 78/42mmHg，HR 150次/分，SO$_2$ 85%。紧急进行床旁下腔静脉超声检查，见长轴切面及短轴切面静脉管腔均于吸气末完全塌陷。非病变部位肺部超声检查可见A线。心脏超声提示左室腔小，收缩增强。考虑具有容量反应性。予以补液后患者血压改善。

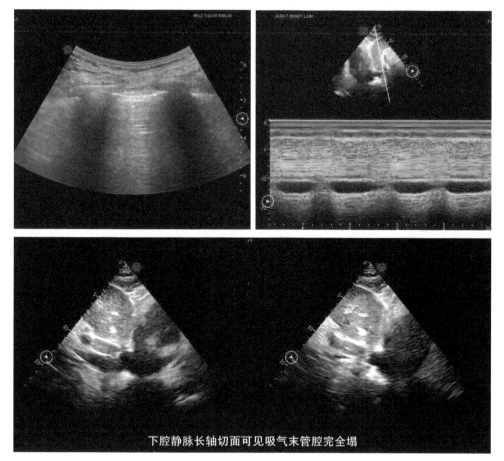

下腔静脉长轴切面可见吸气末管腔完全塌

图 3.17　患者男，90岁，冠心病。超声显示下腔静脉纤细，吸气相塌陷，左室腔小，收缩增强，肺部超声可见A线。（待续）

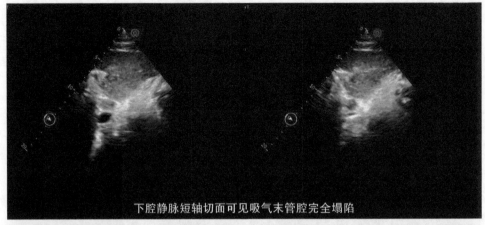

下腔静脉短轴切面可见吸气末管腔完全塌陷

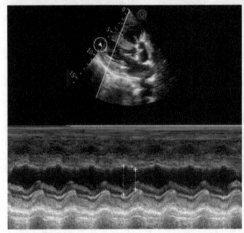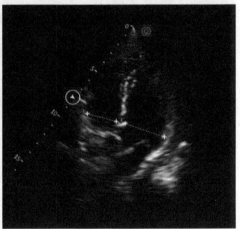

图3.17(续)

第5节　床旁超声引导下动静脉穿刺

　　传统的血管穿刺技术没有可视化引导,主要依赖体表解剖标志定位血管。当出现解剖变异、极细血管穿刺等穿刺困难情况时,或血管内有血栓盲穿风险高时,超声引导下血管穿刺具有明显的优势。超声图像可清晰显示血管结构及血管周围的毗邻结构,可帮助临床医生迅速识别血管、鉴别动静脉、确定穿刺路径、提高穿刺成功率,并有效避免严重并发症(图3.18和图3.19)。

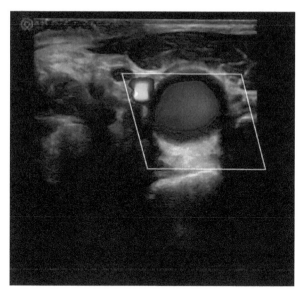

图 3.18 患者男,54岁,慢性阻塞性肺疾病,呼吸衰竭。拟进行中心静脉穿刺。术前探查颈内静脉明显狭窄畸形,故更换为股静脉穿刺。

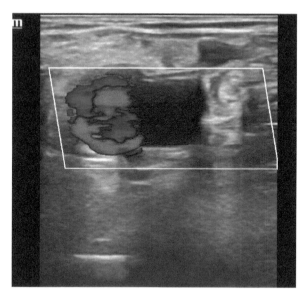

图 3.19 患者男,49岁,脓毒症休克,急性肾衰竭。拟股静脉置管建立 CRRT 通路,术前探查发现左侧股静脉血栓,故更换置管部位。

探头选择

推荐选择线阵、高频(大于7MHz)、大小适中的超声探头及合适的无菌保护套。

操作方法

根据穿刺方向与探头长轴关系,超声引导下血管穿刺技术分为长轴平面内法、短轴平面外法、斜轴平面内法。

长轴平面内法

将超声探头长轴与血管纵轴平行放置,血管呈管状低回声结构。穿刺针与皮肤成15°~30°角进针,使针尖与血管长轴保持平行向前推进。在针尖进入血管且针尾回血后,压低针尾继续向前推进后拔出针芯并置管。

优点:可同时显示穿刺针和血管走行。

缺点:血管周围的毗邻解剖结构显示不清;探头不稳定,易滑动;易形成穿刺盲区;极细血管图像不容易获得。

短轴平面外法

超声探头与血管横轴垂直放置,穿刺针与探头长轴垂直,血管呈圆形低回声结构。穿刺导管与皮肤成45°~60°角进针,穿刺路径短,穿刺时仅在显示屏上显示针体的横切面。在针尖进入血管且针尾回血后,压低针尾继续向前推进后拔出针芯并置管。

优点:图像易获得;目标区域与周围解剖组织结构毗邻清楚;在细小血管穿刺中优势明显。

缺点:血管容易被压闭;初学者不易获得针尖位置;容易刺穿血管后壁。

斜轴平面内法

动静脉为上下关系时可采用斜轴平面内法穿刺。

在短轴平面外法的基础上将探头顺时针旋转45°,所得血管图像由圆形变为椭圆形的低回声结构,横切面积变大,可看清血管毗邻结构,而且可看到部分进针路径,避免穿到其他血管。

超声引导下中心静脉穿刺流程见图3.20。

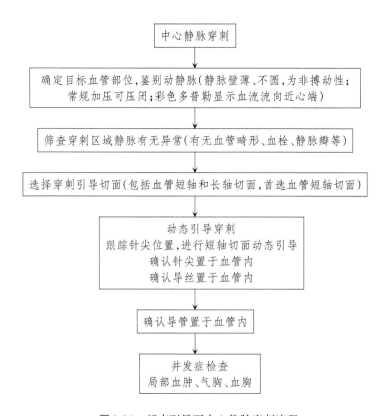

图3.20　超声引导下中心静脉穿刺流程。

第 4 章

循环系统的床旁超声评估

呼吸系统和心血管系统联系密切,相互影响。呼吸重症监护室收治的很多患者合并有循环障碍,不恰当的循环管理会进一步增加重症患者的死亡率。而严重呼吸系统疾病和机械通气的参数设置不当会导致肺循环阻力的增加,进而对血流动力学产生显著影响,甚至导致循环衰竭。血流动力学监测是呼吸重症监护室危重症患者治疗的关键。心脏是循环系统最重要的脏器,血流动力学的评估一般从心脏开始。床旁超声可实时、连续地对心脏进行动态观察,快速评估心功能、机体容量状态,鉴别休克的性质,以及动态评判液体治疗的效果,从而对重症患者的循环管理及机械通气治疗进行指导。

第1节 心脏基本切面的获取和整体评估

心脏基本切面的获取

在呼吸重症监护室内最常用的心脏超声切面有5种,分别是胸骨旁左室长轴切面、胸骨旁左室短轴切面、心尖四腔(五腔)心切面、剑下四腔心切面、剑下下腔静脉(IVC)切面。

胸骨旁左室长轴切面(图4.1)

定位:探头置于胸骨旁左缘3~4肋间前胸壁区域内,标记点朝向右肩,探测切面基本与右肩到左季肋部沿线平行,声束指向患者后背方向,滑动探头找到长轴切面。通过摇、倾这两个动作小幅度调整探头以获得最佳图像。

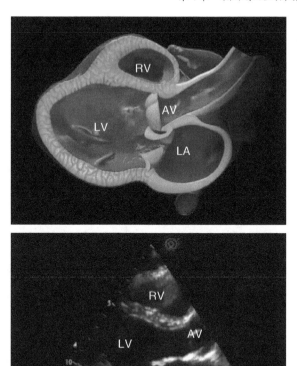

图4.1　胸骨旁左室长轴切面。AV,主动脉;LA,左房;LV,左室;RV,右室。

深度:可看到降主动脉的最浅深度。

标准图像:需要室间隔和后壁起始部位平行,可见右室结构靠近扇形顶端、左室长轴、主动脉根。二尖瓣、主动脉瓣居中,纵切升主动脉,未见心尖部横向运动。

胸骨旁左室短轴切面(图4.2)

定位:在获得胸骨旁左室长轴切面后,稳住探头,顺时针旋转约90°,使标记点朝向左肩可获得胸骨左缘短轴基底部切面。在此切面上,将探头尾部稍向下倾斜,探头超声束稍向前胸壁抬起,可获得胸骨旁左室短轴乳头肌切面。

深度:可看到完整左室短轴图像的最浅深度。

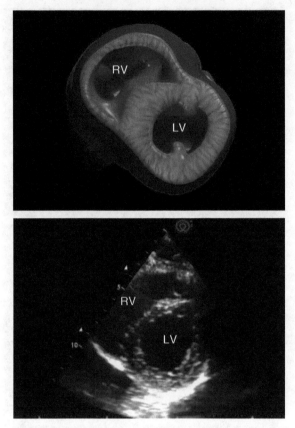

图4.2　胸骨旁左室短轴切面。LV,左室;RV,右室。

标准图像:左室呈正圆形,通过倾斜显示主动脉瓣、二尖瓣、乳头肌和心尖切面。乳头肌切面可见左室内壁两点乳头肌切面,但未与室壁分离。

心尖四腔(五腔)心切面(图4.3)

定位:获得胸骨旁左室长轴切面后将探头向心尖部持续滑动,直至心尖显示在探头正下方中线即扇形图像顶点处,将探头顺时针旋转,使探头标记点朝向患者左侧,将探头尾部下压,可获得心尖四腔心切面。探头下倾,可获得心尖五腔心切面。

深度:可看到完整四腔(五腔)心图像的最浅深度。

标准图像:室间隔竖直位于图像正中,与二尖瓣、三尖瓣连线呈十字交叉,二尖瓣、三尖瓣瓣膜及左室内膜显示清晰。完整显示双心房、双心室,全心动周期可见二尖瓣、三尖瓣,心尖无轴向收缩运动。

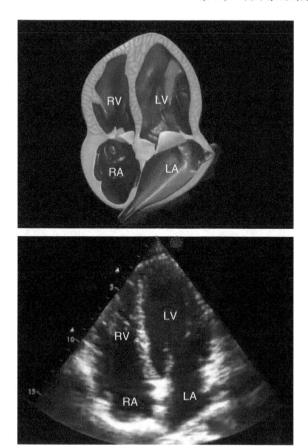

图4.3 心尖四腔心切面。LA,左房;LV,左室;RA,右房;RV,右室。

剑下四腔心切面(图4.4)

定位:探头置于剑突下远端向剑突下水平方向滑动,标记点朝向患者左侧,而后从水平方向缓慢向上倾斜,显露心脏。

深度:可看到完整剑下四腔心图像的最浅深度。

标准图像:完整显示双心房、双心室,同时显示二尖瓣、三尖瓣,心尖无延长轴收缩运动。

剑下下腔静脉切面(图4.5)

定位:将剑突下四腔心切面中下腔静脉入右房开口处移动至图像中线位置,逆

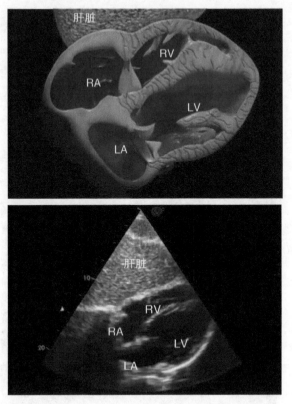

图 4.4 剑下四腔心切面。LA,左房;LV,左室;RA,右房;RV,右室。

时针旋转探头,使标记点朝向头侧,可见下腔静脉及肝静脉于下腔静脉的汇入口显示在图像中,即为剑突下下腔静脉纵轴切面。

深度:可看到完整剑下下腔静脉的最浅深度。

标准图像:下腔静脉长轴平行于切面,前后壁回声清晰、锐利,并可看到下腔静脉右侧汇入右房开口及肝静脉汇入下腔静脉的开口。此切面可通过测量下腔静脉宽度及变异评估患者容量,并可观察腹主动脉有无夹层等。

心脏的整体评估

心脏的整体评估以定性评估为主,主要有两方面:发现需要及时干预的急性心脏事件;识别明显的心脏慢性疾病。

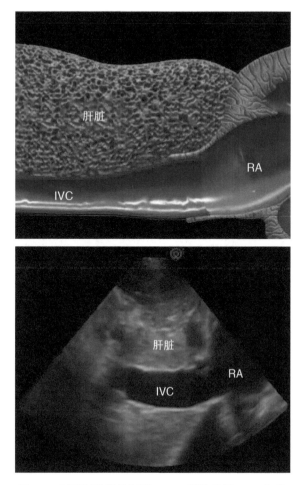

图4.5　剑下下腔静脉切面。ICV,下腔静脉;RA,右房。

急性心脏事件

呼吸重症监护室常见的急性心脏事件包括心脏压塞、新发心肌运动异常、急性心腔内血栓、大血管内血栓、瓣膜病变等。

(1)心脏压塞:心包腔内出现无回声区伴有右心腔塌陷(特别是右室游离壁塌陷)、右心房压升高和(或)心脏摆动(钟摆征)时,常提示心脏压塞(图4.6)。

(2)新发心肌运动异常

● 节段性运动异常:常见于急性冠脉综合征和非冠脉相关型(如应激性心肌病)。在熟悉各冠状动脉分支供血相应心肌节段的基础上,通过识别标准切面上相

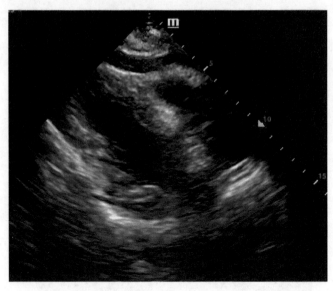

图4.6   患者男,56岁,肺癌,突发晕厥,伴有心率增快、血压下降,床旁超声评估发现心包腔内出现无回声区伴有右室壁塌陷。考虑:心脏压塞。

应节段的心肌运动异常,结合病史、心电图、肌钙蛋白,分析有无急性冠脉综合征的可能。应激性心肌病,也称心尖球形综合征、章鱼壶心肌病。因心尖部呈气球样隆起,心底部运动增强,整体形态与章鱼相似而得名。在呼吸重症监护室并不少见,可能与各种重症、创伤及神经或精神异常有关。应激性心肌病是一种以短暂性、左室壁节段性收缩功能障碍为特征的类似心肌梗死的综合征,典型超声表现为左室运动减弱或者不运动,心尖部呈"气球"样改变,亦可表现为心室的中段、基底部或者局部的心室壁运动异常或向外膨出(图4.7)。

● 弥漫性运动功能障碍:可见全心运动功能减退,可合并双心室同时扩张,常见于脓毒症心肌抑制、心肺复苏术后、药物相关性心功能抑制等。脓毒症在呼吸重症监护室内常见,当此类患者出现急性新发的全心、双心室功能障碍[收缩和(或)舒张],伴收缩力下降,左室扩大,需考虑脓毒症性心肌病的可能(图4.8)。

● 心肌运动增强:心肌收缩功能增强是指心脏运动功能明显超过正常EF的表现,往往提示供需失衡。常见于心脏前后负荷明显降低等。左室充盈减少时,收缩末期左室前后壁几乎贴近,称为亲吻征,高度提示左室充盈欠佳、容量不足(图4.9)。

(3)心脏瓣膜异常、心腔及大血管血栓等(图4.10)。

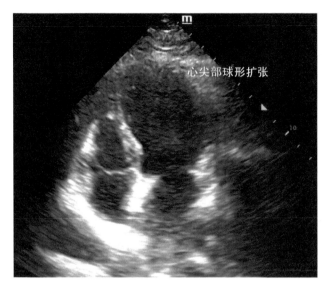

图4.7　患者女,54岁,突发大咯血、窒息,紧急进行气管插管术后,床旁超声监测发现左室壁节段性运动减弱、心尖部球形扩张,无有意义心肌酶学增高及心电图改变。考虑:应激性心肌病。

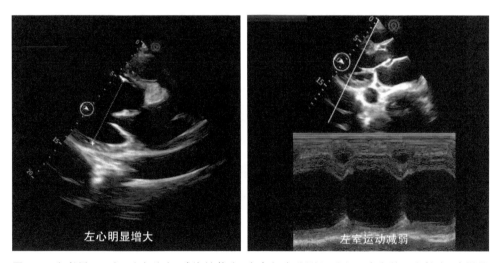

图4.8　患者男,60岁,重症肺炎,感染性休克,床旁超声监测显示左心为主的心室扩张,弥漫性心肌收缩减弱。考虑:脓毒症性心肌病。

心脏慢性疾病的超声评估

心腔大小及心室壁厚度的变化是评判患者是否合并慢性心脏疾病的重要依

据。右室是唯一可以急性明显增大的心室,右室以外的其他腔室明显增大常提示存在慢性心脏疾病。心肌肥厚往往提示存在长期慢性心脏疾病(图4.11至图4.13)。

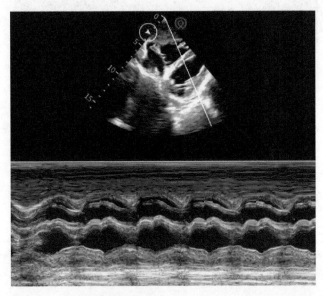

图4.9　患者女,78岁,吸入性肺炎、脑梗死,食欲减退、心率快、低血压。超声显示左室腔小,收缩增强,可见收缩期亲吻征。考虑:容量不足。

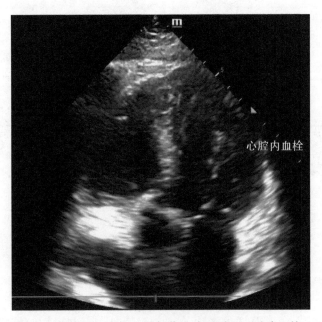

图4.10　患者男,59岁,心肺复苏后,探查发现心腔内血栓。

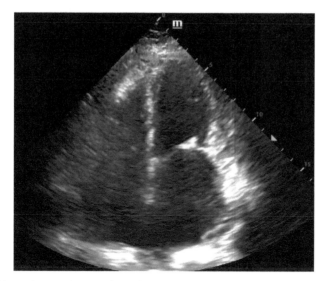

图4.11　患者男,81岁,风湿性心脏病,超声可见二尖瓣钙化表现,开口狭窄,关闭不全,左房明显增大。

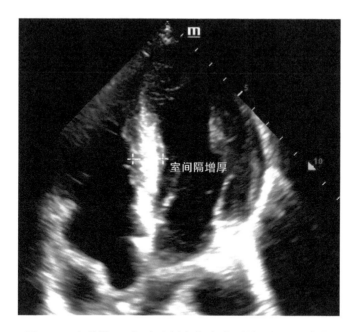

图4.12　患者男,68岁,高血压病史,超声可见左室心肌增厚。

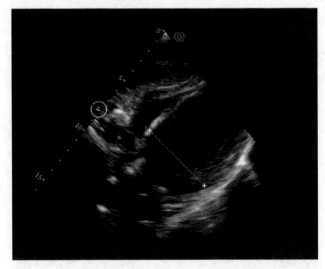

图4.13　患者男,79岁,冠心病,陈旧性心肌梗死病史,超声可见左室腔扩张,室壁薄。

第2节　床旁超声对左心功能的评估

左心功能是心脏泵功能的核心,是心排血量的基础,也是血压形成的根本条件之一,因此临床对于左心功能的评估十分重要。左心功能评估分为左室收缩及舒张功能评估两部分。

左室收缩功能评估

第1步:定性评估。

首先目测法对左室收缩进行快速直观的判断,根据左室运动幅度分为:收缩正常50%~60%、减低30%~50%、重度减低<30%。然后对左室收缩功能异常进行分类:弥漫性运动功能障碍可见全心运动功能减退,可合并双心室同时扩张,常见于脓毒症性心肌抑制、心肺复苏术后、药物相关性心功能抑制等;节段性运动功能障碍是指心脏节段性运动功能减低,可出现在双心室,常见于应激性心肌病、急性冠脉综合征等;收缩功能增强是指心脏运动功能明显超过正常EF的表现,往往提示供需失衡,可常见于心脏前后负荷明显减低等。

第2步:定量评估。

左室射血分数测量

(1)M型超声测量(图4.14):在无节段性室壁运动异常前提下,在M型超声下测量缩短分数(FS)和EF。缩短分数即左室每次收缩时内径变化的百分比,其中LVED是左室舒张末期内径,LVES是左室收缩末期内径。EF是每次收缩时,左室射血量占左室舒张末期容积的百分数。EF是最常用的反映心脏收缩功能的指标,在收缩功能不全的患者EF常在SV正常时就表现出下降。需要注意的是,EF由于可受前后负荷的影响,有一定局限性。例如,二尖瓣关闭不全患者,反流到压力较低的左房,EF会较高。

测量步骤:

• 首先取胸骨旁长轴切面,在二尖瓣尖与腱索之间,或胸骨旁短轴切面、乳头肌水平,将取样线垂直于室间隔和左室后壁。

• 切换至M型超声模式,在内膜显示清晰的情况下,测量出LVED与LVES。

• FS=(LVED−LVES)/LVED×100%,超声机器套用公式算出左室EF。

(2)辛普森(Simpson)法测量(图4.15):对于存在节段性室壁运动异常的患者,应用M型超声方法测量EF不准确,这时较常用的是辛普森法测量。

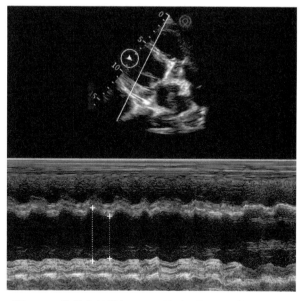

图4.14 胸骨旁长轴切面M型超声测量左室射血分数。

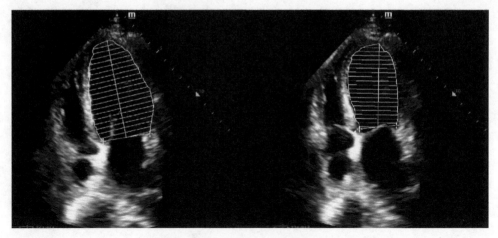

图4.15　辛普森法测量。(a)舒张末期容积;(b)收缩末期容积。

测量步骤:

● 首先获取心尖四腔心或两腔心切面。

● 选择在左室舒张末期(面积最大)和收缩末期(面积最小)时用轨迹球描绘左室内膜边缘。注:肌小梁及乳头肌也要包括在内。

● 描绘完内膜后,测量心腔长度(从二尖瓣环平面到心尖部长度),超声机器自动计算,在最大面积测量的就是舒张末期容积,最小面积测量的就是收缩末期容积。此时EF=(左室舒张末期容积–左室收缩末期容积)/左室舒张末期容积×100%。

左室长轴收缩功能测量(MAPSE)

EF值反映的是左室短轴收缩功能,临床上经常能看到FS正常或者偏高,但心排血量低的患者,那是因为患者的长轴收缩功能出了问题。通过MAPSE测量二尖瓣环收缩及舒张期的位移,可反映纵向肌收缩及心室长轴收缩功能。

MAPSE测量方法(图4.16):采用M型超声模式,调整取样线,使之通过心尖及左室侧壁的二尖瓣环根部,测量舒张末期至收缩末期二尖瓣环纵向峰值位移。

MAPSE正常值≥12mm,当<10mm提示左室纵向收缩功能下降。

左室舒张功能评估

第1步:定性评估。

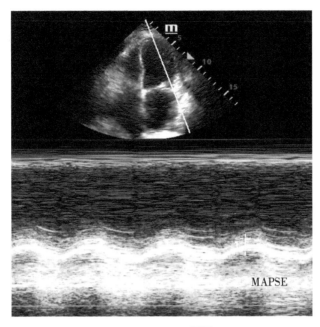

图4.16　MAPSE测量。

　　左室壁增厚、左心增大、左室结构异常、缺血性心肌病、左室收缩功能不全均提示左室舒张功能不全(图4.17)。

　　第2步:定量评估。

● E/A:二尖瓣前向血流E峰与A峰的比值。心脏舒张期由4个阶段组成(图4.18),包括等容舒张期、舒张早期快速充盈、缓慢心室充盈(舒张后期)、心房收缩期。在等容舒张后,二尖瓣打开,血流从左房迅速加速流到左室,形成E波速度曲线。在舒张早期(即舒张早期充盈后的最小流动期)之后,心房收缩开始,形成A波速度曲线。舒张功能不全初期,因舒张早期左心室压升高,引起舒张期跨二尖瓣的血流速度和流量降低,导致E峰降低;同时,舒张晚期左房容量和压力升高,左房代偿性收缩增强,导致A峰代偿性增高。此时,E/A比值降低。舒张功能不全中期、舒张晚期左心室压居高不下,左房代偿已到极限,A峰降低明显,E/A比值出现假性"正常化";舒张功能不全晚期,左心房压显著增加,舒张早期跨二尖瓣压力阶差增加,导致E峰幅度超正常化,E/A比值>1.5。

　　● E/E′:心室在收缩舒张时,二尖瓣瓣环会随之运动,通过组织多普勒技术测量二尖瓣瓣环的运动速度。二尖瓣环处侧壁或间隔舒张早期速度值为E′。正常

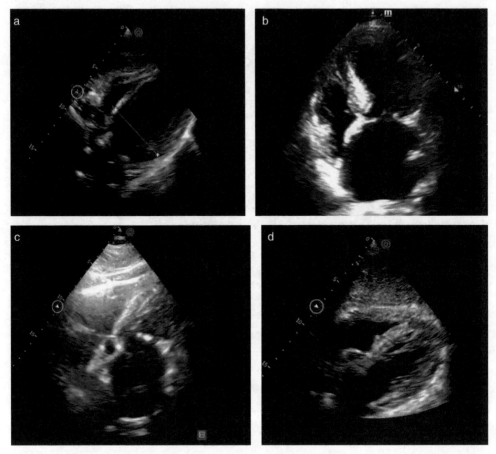

图4.17　心脏结构功能的定性评估。(a)左室腔扩张,室壁薄;(b)二尖瓣病变,左房增大,室间隔增厚;(c)左房明显增大;(d)心室壁增厚。

时该值较高,幅度较大,随左室舒张功能障碍的加重而下降。左室舒张功能下降时,E/E′升高。<8时提示舒张功能正常,>14是舒张功能异常,介于8~14为可疑舒张功能不全。

除此之外,还需测量左房容积和三尖瓣反流速度。

测量步骤:

● E/A:选取心尖四腔心切面,选取PW。取样容积置于二尖瓣瓣尖水平,取样线平行于血流。获得二尖瓣血流频谱后冻结图像测量E峰及A峰最大流速,得出E/A比值(图4.19)。

● E/e′:选取心尖四腔心切面,在组织多普勒模式下,选用PW取样容积放置于

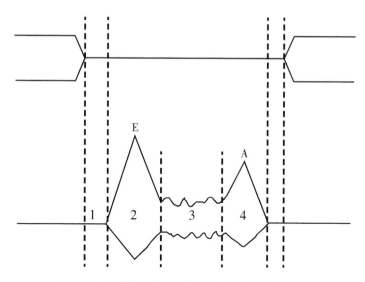

图4.18 心脏舒张期4个阶段与E波、A波。

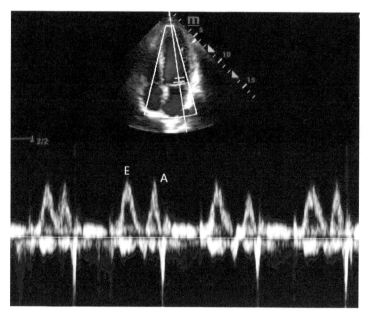

图4.19 E/A的测量。

二尖瓣瓣环室间隔处或侧壁处。获得频谱后冻结图像测量e′峰最大流速,计算E/e′比值(图4.20)。

- 左房容积:二维超声下,心尖四腔心切面和心尖两腔心切面分别描记左房内膜面,辛普森双平面法测量左房容积。注:左房长轴径线应与二尖瓣环连线垂直,

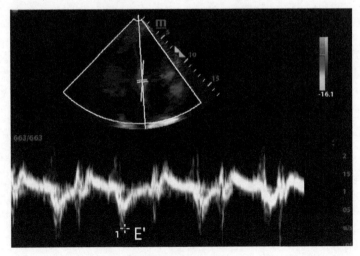

图4.20　E/e′的测量。

描记内膜时需除外肺静脉入口和左心耳,避免左房缩短。需经体表面积的矫正,正常参考值为<34mL/m²。

　　● 三尖瓣反流速度:胸骨旁大动脉短轴或心尖四腔心切面使用CW记录三尖瓣反流频谱,将取样线容积置于反流束中心,测量负向的峰值即为反流峰速度,读取最大反流速度(图4.21)。

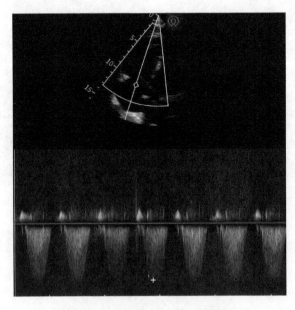

图4.21　三尖瓣反流速度的测量。

测量数据解读:收缩功能正常者诊断舒张功能分级需评估如下4个条件。左房最大容积指数>34mL/m²;三尖瓣最大反流速度>2.8m/s;二尖瓣环e′峰,室间隔e′速度<7cm/s,侧壁e′速度<10cm/s;平均E/e′>14。

符合上述条件2条及以上,可诊断为舒张功能障碍(图4.22)。

收缩功能障碍者或存在心脏结构性疾病者,可按以下标准评估舒张功能分级。

舒张功能不全1级:E/A≤0.8+E≤50cm/s或E/A≤0.8+E>50cm/s或0.8<E/A<2。同时:①平均E/e′>14;②左房最大容积指数>34mL/m²;③三尖瓣最大反流速度>2.8m/s。条件符合1条及以上者。

舒张功能不全2级:E/A≤0.8+E>50cm/s或0.8<E/A<2。同时:①平均E/e′>14;②左房最大容积指数>34mL/m²;③三尖瓣最大反流速度>2.8m/s。条件符合2条及以上者。

舒张功能不全3级:E/A≥2或者单峰E峰(图4.23)。

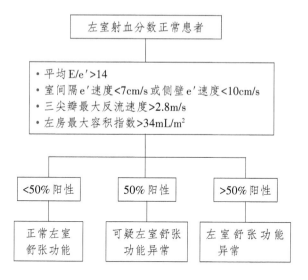

图4.22　收缩功能正常者诊断舒张功能评估。

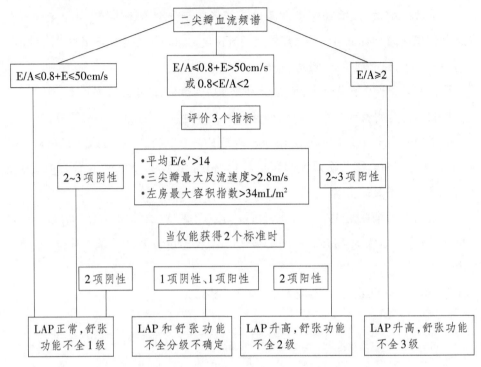

图4.23　收缩功能障碍者或存在心脏结构性疾病者的舒张功能评估。

心排血量的测量

心排血量(CO)=每搏输出量×心率,每搏输出量(SV)=S×VTI。

速度-时间积分(VTI)的测量

于心尖五腔心切面获取血流,将取样容积置于左室流出道瓣下约0.5cm处,调整入射角度与血流方向一致,获取稳定负向波群。面积描记将其以负向波进行描边,VTI自动计算结果,取至少3次结果获得平均值。

管道横截面积(S)的测量

于左室长轴切面测量右冠瓣根部至无冠瓣根部距离(测量点均为血管内膜)。这个距离就是左室流出道内径(d),其半径用r表示(图4.24)。面积公式:$S=\pi r^2$。

$SV=VTI \times \pi r^2$　$CO=SV\times HR=VTI\times \pi r^2\times HR$

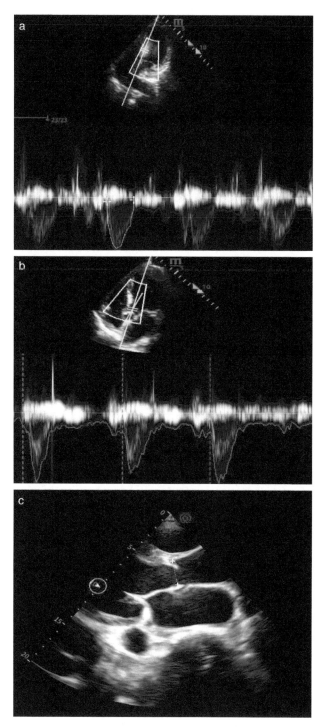

图4.24　（a）手动描记VTI；（b）自动VTI的测量；（c）左室流出道横径的测量。

第3节　床旁超声对右心功能的评估

右心是循环中非常重要的动力器官,它承接静脉全部血液回流后,克服肺血管阻力,将全部容量输送至肺循环,然后承接左心和体循环。在整个过程中,右心需要与容量、肺循环及左心相匹配。与左心相比,在危重症患者中右心功能受累更具普遍性。在呼吸重症监护室内,肺部疾病或其他疾病导致的肺部损伤、低氧血症、高碳酸血症、酸碱失衡、肺血管微血栓形成等多种因素均可导致肺循环阻力增加,使右心后负荷升高。不恰当的机械通气策略也是右心后负荷增加的重要医源性因素。

右心功能受累后,患者会进入自主恶化的恶性循环:右室后负荷增加而出现代偿性扩张,室壁张力逐渐增加及冠状动脉灌注逐渐下降,导致右室缺血、氧气供需不匹配、输出能力降低;当存在容量过负荷时,右心充盈压进一步上升,加重右室扩张和三尖瓣反流,最终影响器官回流,出现器官充血和水肿;右心充盈压增高和心排血量下降分别通过增加心包腔张力、室间隔左移、降低左心前负荷而影响左心排血量,进一步影响右室的灌注。

综上所述,右心功能受损一旦启动,机体将进入各种恶性循环,造成不可逆的血流动力学后果。因此,右心功能的管理在呼吸重症监护室内危重症患者的血流动力学治疗中尤为重要。床旁超声可随时进行右心功能评估,动态观察重症相关治疗对右心的影响。

床旁超声对右心功能的评估方法如下。

定性评估方法

定性评估主要采用目测法观察右心的大小、运动,并观察室间隔。

在标准的心尖四腔心切面,观察并估测舒张末期右室面积(RVEDA)和左室面积(LVEDA)的比值,RVEDA/LVEDA 的正常值<0.6。当0.6<RVEDA/LVEDA<1,视为中度右心功能障碍;RVEDA/LVEDA>1 视为重度右心功能障碍(图4.25)。

在胸骨旁短轴观察右室形状,正常时为新月形。当右室明显扩张时,呈椭圆形,甚至挤压室间隔致其形变,提示右室增大。室间隔为左室和右室共用的室壁。

常态下左心室压高于右室,故室间隔与左室壁在短轴上构成圆形。当右心功能障碍导致右室扩张、压力上升,超过左室时,室间隔受压偏向左室,严重时可凸入左室,呈"D字"征表现(图4.26)。

　　注意鉴别心动周期不同时相的室间隔矛盾运动:容量过负荷,舒张末期室间隔矛盾运动敏感;压力过负荷,收缩末期室间隔矛盾运动敏感。

　　急性或慢性右心功能障碍的评估:右室是唯一可急性扩张的腔室。右室发生扩张后,需进一步判断其急性还是慢性。两个标准:一是右室室壁厚度,于剑突下四腔心切面测量右室游离壁的厚度,正常值<5mm,<5mm提示急性右室功能障碍,

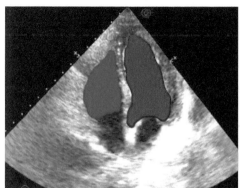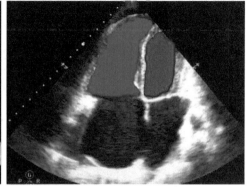

图4.25　目测法观察左右心大小。

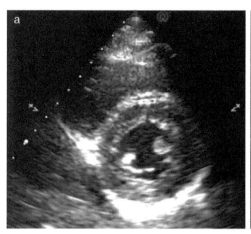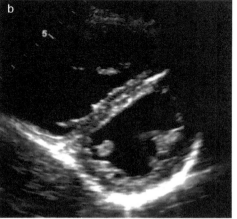

图4.26　(a)右心室压正常,短轴切面室间隔与左室壁呈圆形;(b)右心室压增大,短轴切面室间隔与左室壁呈"D字"征。

>5mm提示慢性右心功能障碍；二是测量右房是否扩张，右房扩张提示慢性右心功
能障碍，见图4.27至图4.29。

重症监护室常见的急性右心衰竭分型及超声快速评估：

- 压力过负荷(ARDS-ACP-RVF)：大而不动。
- 容量过负荷(大量输血)：大而动。
- 右心肌梗死(RVSF-RVF)：大而不动。
- 脓毒症(LVF-RVF)：小而不动。

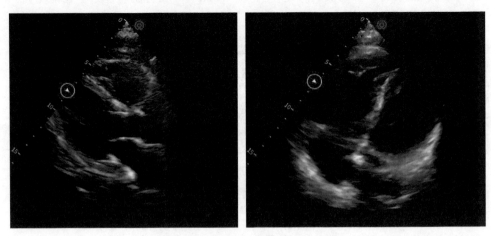

图4.27　右室扩张，右室壁无增厚。

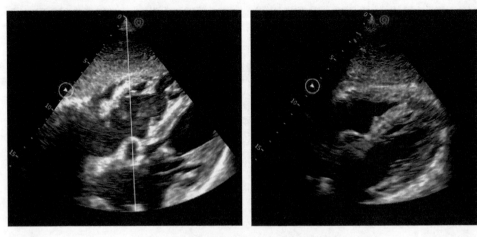

图4.28　右室扩张伴右室游离壁增厚。

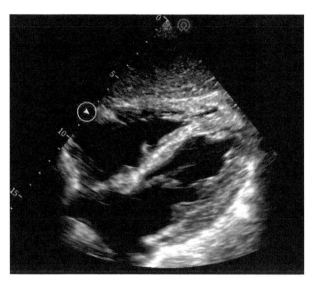

图 4.29 右房扩张。

定量评估方法

定量评估需注意以下几方面的因素,包括右室大小、右房大小、右室收缩功能〔右室面积变化分数(FAC)〕、三尖瓣环收缩期位移(TAPSE)、肺动脉收缩压(SPAP)、右室舒张功能,以及依据下腔静脉内径和呼吸塌陷率所计算的右心房压。

右心大小

最佳测量切面是聚焦于右室的舒张末期心尖四腔切面。应用同时显示十字交叉和心尖的方法来确定切面,显示最大的右室内径。

- 右室内径测量(图 4.30)

右室基底段横径:右室底部 1/3 处的最大横径(男性≥47mm,女性≥43mm);右室中部横径(男性≥42mm,女性≥35mm)。右室长径:从三尖瓣环连线的中点到右室心尖顶部的垂直线(男性≥87mm,女性≥80mm)。

- 右室基底径/左室基底径:舒张末期比值>1,提示右室增大。

- 右室面积/左室面积:沿心内膜缘描记面积,计算比值(将肌小梁、乳头肌包含在右室腔内)。

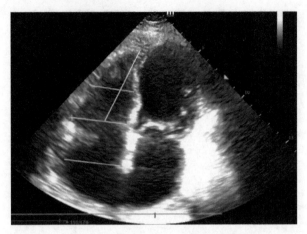

图4.30 右室及右房内径的测量。

舒张末期计算：<0.6为正常，>0.6为右室增大，>1.0为右室显著增大。

注：右室面积大于左室面积的2/3，即使测量径线正常，也提示右室增大（图4.31）。

● 右室流出道（RVOT）内径：胸骨旁左室长轴切面，右室游离壁至室间隔与主动脉瓣交界处的垂直距离。RVOT-PLAX≥43mm（男）或≥40mm（女），提示右室增大（图4.32）。

● 左心偏心指数（EI）测量：在胸骨旁左室短轴切面测量左室乳头肌水平、EI=D2/D1。D1为垂直于室间隔的左室内径，D2为平行于室间隔（垂直于D1）的左

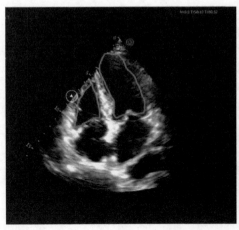
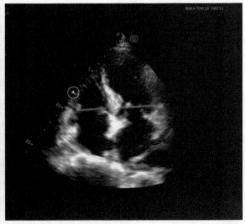

图4.31 左右心室面积比值测量。

室内径。

　　右心室压升高或容量负荷增大可导致室间隔形态异常。EI >1.1 提示异常。右室容量负荷升高导致左室舒张期偏心指数升高,右心室压升高导致左室收缩期偏心指数升高(图4.33)。

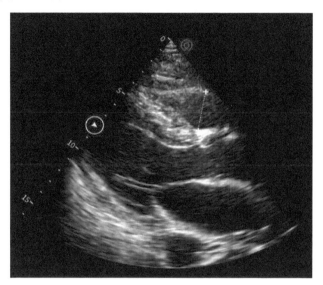

图4.32　右室流出道内径的测量。

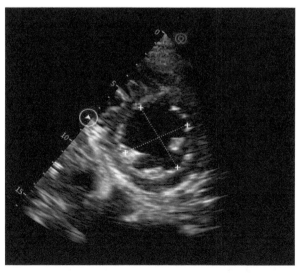

图4.33　左室偏心指数的测量。

右房内径

心尖四腔切面继续测量右房内径。在收缩末期心尖四腔心切面测量右房长径及右房横径。右房长径>53mm或横径>44mm提示右房增大。

右室壁厚度

剑下切面在三尖瓣腱索水平于舒张期用M型超声或二维(2D)法对右室壁游离壁厚度进行测量;于舒张末期胸骨旁左室长轴切面测量右室前壁厚度。右室壁厚度>5mm提示右室肥厚(图4.34)。

右室收缩功能评估

● 三尖瓣环收缩期位移(TAPSE):在心尖四腔心切面,M型超声取样线置于三尖瓣瓣环,测量三尖瓣环从舒张末期至收缩末期的位移。TAPSE体现右室的纵向收缩能力,<1.6cm提示右室收缩功能不全(图4.35)。

● 右室面积变化(FAC):在心尖四腔心切面,二维模式下,分别于收缩末期及舒张末期沿心内膜缘描记右室面积,计算比值。FAC=(右室舒张末期面积−右室收缩末期面积)/右室舒张末期面积。FAC<35%提示右室收缩功能减低。

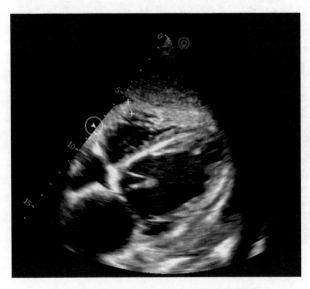

图4.34　剑下切面右室游离壁厚度的测量。

● 组织多普勒三尖瓣环收缩期速度(Sa):组织多普勒模式,取样容积置于右室游离壁瓣环,测量收缩期速度。Sa<8.8cm/s提示右室收缩功能减低(图4.36)。

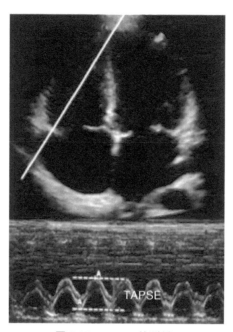

图4.35 TAPSE的测量。

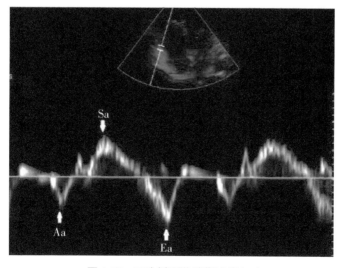

图4.36 三尖瓣环收缩期速度(Sa)。

右室舒张功能评估

- 三尖瓣舒张期血流频谱 E/A。
- TDI 测量三尖瓣环侧壁舒张期 e′/a′（正常≥1）。
- 三尖瓣舒张期血流频谱/组织频谱 E/e′（正常≤6）。
- 下腔静脉呼吸塌陷率（正常≥50%）。

右心后负荷的评估（肺动脉压力的评估）

常通过三尖瓣反流峰值流速的测量进行评估。当右室和肺动脉之间没有梗阻，在心脏收缩期时两者可认为是一个相通的整体，这时的肺动脉内压力等于右室内压力。此条件下：肺动脉收缩压≈右室收缩压=三尖瓣反流压差+右心房压。（要求在无右室流出道和肺动脉瓣狭窄、流出道梗阻、无室间隔缺损及动脉导管未闭时才能使用。）

测量方法：

- 胸骨旁大动脉短轴或心尖四腔心切面使用 CW 记录三尖瓣反流频谱，将取样线容积置于反流束中心，测量负向的峰值即为反流峰速度，读取最大反流速度（TR_{max}，单位 m/s）。

- 肺动脉收缩压（PAP）=$4×(TR_{max})^2$+RAP3，其中右心房压 RAP3=CVP，若无 CVP 监测，可通过下腔静脉的内径及随呼吸的变化程度来估测。

自主呼吸时，IVC 直径≤2.1cm 且吸气塌陷率>50% 时，右心房压正常（即 3mmHg，范围 0~5mmHg），而 IVC 直径>2.1cm 且吸气塌陷率<50% 为右心房压升高（即 15mmHg，范围 10~20mmHg），在某些不适合此标准的情况下，可取中间值（即 8mmHg，范围 5~10mmHg）（图 4.37）。

注：①三尖瓣反流量少时易低估肺动脉压力；②CW 下取样线与反流束角度不宜过大，容易出现较大误差；③如右室收缩障碍时易低估肺动脉压力；④严重三尖瓣闭合不全时，右房、右室内压力几乎相等，导致三尖瓣反流速度降低，不能有效估测肺动脉压力。

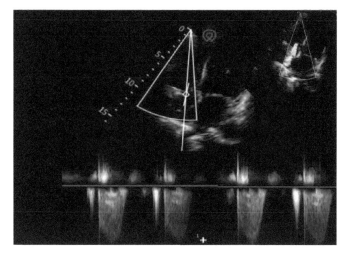

图4.37 三尖瓣反流速度估测肺功能动脉压力。

第4节 床旁超声对肾脏血流的评估

肾脏血流量占心排血量的20%~25%,承担了过滤整个循环中的代谢物及调节水电解质和酸碱平衡的职责,并在执行血压调节等重要功能的同时维持内部稳态。肾脏是对体循环灌注极为敏感的器官,正常的血液灌注是保证肾功能的关键。RICU内常见的循环衰竭导致有效循环血容量不足,液体过负荷导致静脉淤血,这些都是急性肾损害发生的主要原因。此外,脓毒症等也可通过炎症反应等机制,引起急性肾损害。连续的床旁肾脏超声评估可帮助我们及时了解肾功能情况。肾脏超声包括如下检查方法。

形态结构评估

探头选用2~5MHz凸阵超声探头。

冠状面:患者取仰卧位或侧卧位,探头置于腋后线,纵向扫查,使声束指向内前方。以肝脏和脾脏为声窗,可分别获得右肾和左肾的最大冠状面声像图,标准肾脏冠状面呈外凸内凹的"蚕豆"形,此切面应显示肾门结构,以此冠状切面测量肾脏最大长径和左右径(宽度)。

矢状面:患者取仰卧位或俯卧位,探头置于腰背部或季肋角部纵向扫查,并使声束向上倾斜,获得肾脏矢状切面图。

横切面:在冠状扫查的位置,旋转探头90°,可获得肾脏的横切面声像图。标准肾门部横切面似"马蹄"形。此切面应显示肾门结构,以此切面测量肾脏的前后径(厚度)和左右径(宽度)。

正常情况下肾脏长(长径)9~12cm,宽(左右径)5~7cm,厚(前后径)4~5cm。肾脏被膜光滑连续,二维超声下显示为一条高回声带;肾实质紧贴肾被膜内侧,回声均匀,其回声低于或等于肝脏和脾脏;最里面的肾窦位于肾的中央部,宽度一般占肾脏宽径的1/2~2/3,通常表现为边界不清的高回声区,肾窦的回声强度高于胰腺回声;位于肾包膜和肾窦之间的肾实质,整体呈低回声,包含肾皮质和肾髓质,肾皮质回声呈细腻小光点状,分布均匀,略低于肝脾的实质回声。正常情况下,肾皮质厚度为1.5~2.0cm。肾髓质由肾锥体和肾柱构成,肾锥体多呈三角形,与皮质回声相同;肾柱在肾锥体之间排列规则、大小均匀(图4.38)。

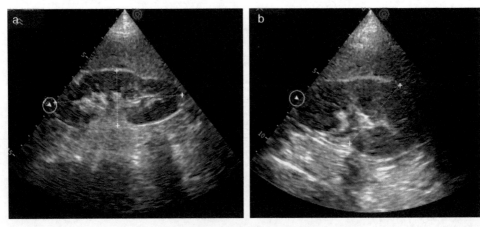

图4.38　肾脏测量。(a)长径、左右径;(b)前后径。

肾脏血流评估

肾灌注——半定量评分

- 获取肾脏标准切面。
- 在标准切面的基础上,打开彩色多普勒,将取样框调整合适大小置于肾脏(应避免取样框过大或过小),显示肾血流,正常肾彩色血流图可见彩色肾血管树,自主肾动脉、段动脉、叶间动脉、弓状动脉至小叶间动脉及各段伴行静脉,均能显示血流分布直达肾皮质,呈充满型。
- 半定量评分标准(图 4.39)。

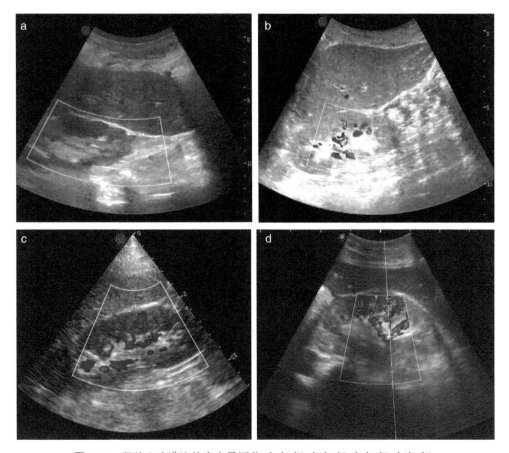

图 4.39 肾脏血流灌注的半定量评分。(a)0 级;(b)1 级;(c)2 级;(d)3 级。

0 级：未检测到血流。

1 级：肾门可见少许血流。

2 级：可见肾门及大部分肾实质内的血流（显像可见叶间动脉）。

3 级：可见肾血流至肾皮质（显像可见弓状动脉水平）。

肾动脉血流频谱

- 获取二维模式下肾脏长轴切面。

- 应用彩色多普勒识别肾脏内血管。

- 定位叶间动脉或弓状动脉。

- 设置 PW 模式，取样容积为 2~5mm。

- 获取连续 3~5 个相似波形。

- 测定收缩期最高速率（PSV）及舒张期最低速率（EDV），计算平均流速（mV）。

- 计算肾动脉阻力指数（RI）。

- 取肾脏的上极、中部和下极的平均值，即每个肾脏 RI。

- 采用同样方法检查测量对侧肾脏的阻力指数。

正常肾动脉血流频谱为低阻型，收缩早期频谱上升陡直，而后缓慢下降。RI 通过测得肾内动脉多普勒频谱中收缩期血流峰值速率（PSV）和舒张末期血流速率（EDV），并根据以下公式计算。

$$RI=(PSV-EDV)/PSV$$

正常 RI 为 0.58（±0.05）~ 0.64（±0.04）（RI < 0.7），双肾 RI 的差异<5%（图 4.40）。

肾静脉频谱——测量Ⅶ

- 获取二维模式下分别获取冠状面、肾脏最大长轴切面及横切面、肾脏短轴切面。

- 应用彩色多普勒识别肾脏内血管。

- 定位肾门处肾静脉。

- 设置 PW 模式，取样容积为 2~5mm。

- 显示获取连续相似波形。

- 观察基线以下静脉血流波形。

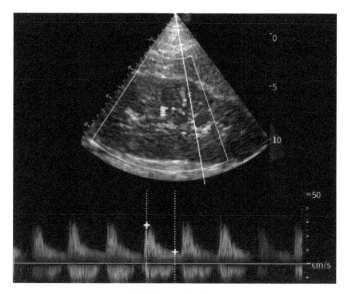

图4.40　肾动脉阻力指数(RI)的测量。

肾内静脉多普勒模式是评估肾脏静脉淤血的一个可靠的指标。随着右心房压的升高,肾内静脉血流波形逐级变化。首先是不间断的脉冲波形,然后是中断的双相位模式(第1个波形发生在收缩期,第2个波形发生在舒张期),最后是舒张期单相位多普勒模式(图4.41)。

如果在IVC、肝脏或门静脉评估中没有发现其他静脉淤血的证据,则不一定代表右心房压的升高。然而,当存在其他右心房压升高的证据时,这种脉动性的肾内静脉多普勒模式将是重要的。

微信扫码
获取专属学习资源
☆ 推荐书单
☆ 读者社群
☆ 医学资讯

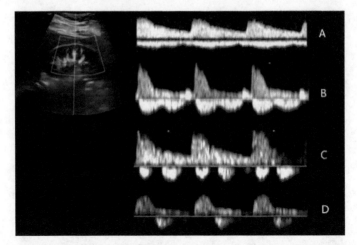

图 4.41 (A)连续,提示肾内无充血/淤血。(B)不连续,舒张末期中断,心房收缩期,心房压升高,肾静脉回流阻力增加,血流停滞甚至反向,余心动周期还可呈现搏动性的连续血流信号。(C)不连续,双相,在收缩末期和舒张末期,此时在B图的基础上同时心房压由于体循环血液已大量流入心房达到最高,肾内静脉回流阻力增加,血流停滞甚至反向,呈现双峰。(D)不连续,单相,仅在舒张期时心房压最低,肾静脉回流阻力最低时存在回流的血流信号,呈现单峰。

第5节　血流动力学诊治六步法和FREE流程

在呼吸重症监护室内,对危重患者,尤其是伴有循环障碍的患者进行血流动力学评估与监测至关重要。血流动力学诊治六步法可用于分析大多数床旁超声检查的结果,得到初步的临床结论,满足一般的血流动力学治疗需求。对需要更精细的血流动力学评估时,可采用血流相关的超声血流动力学评估(FREE)流程。

血流动力学诊治六步法

六步法包括心脏整体评估、容量及容量反应性评估、右心及左心功能评估、外周阻力评估、组织灌注评估(表4.1)。

表 4.1　血流动力学诊治六步法

1	心脏整体评估	发现需要紧急干预的心脏急性情况,识别已存在的心脏慢性疾病
2	容量及容量反应性评估	以下腔静脉为基础的容量状态和容量反应性评估
3	右心功能评估	右心大小如何,室间隔有无受压和(或)矛盾运动;右心收缩运动有无异常;急性或是慢性
4	左心功能评估	定性评估左室收缩和舒张功能
5	外周阻力评估	间接判断法和排除法
6	组织灌注评估	利用肾脏血流评分来反映组织灌注状态(肾脏血流半定量评分/肾血流阻力指数)利用肺部超声的肺水半定量评估来判断液体治疗的风险

　　其中外周阻力评估方法主要包括间接判断法和排除法。超声对血管张力的评估是排除诊断过程。一般来说,临床低血压患者没有心脏大体异常,也不存在右心扩张和功能不全,左心功能正常,又没有前负荷不足表现时,即提示动脉张力降低。有超声操作经验的临床医生可在血管张力降低的患者中观察到左室收缩末期容积减少,而舒张末期容积正常或增加的征象。动脉张力的评估与容量治疗决策有直接联系。具有容量反应性的患者,输液能提高心排血量,但是否能带来血压的增加,还决定于是否具有压力反应性,也就是动脉张力情况。缺乏压力反应性的患者,虽然具有容量反应性,也需要在容量治疗的同时使用血管活性药物来改善血管张力,以避免容量过负荷风险。

FREE 流程(图 4.42)

　　FREE 流程是在六步法的基础上加入了肺动脉长轴切面、心尖五腔心切面,用于肺动脉收缩压、左室流出道梗阻的评估。

　　第 1 步:下腔静脉检查,包括直径、形状、变异度。

　　第 2 步:右心评估。右房:大小;右室:大小、厚度、室间隔受累、运动度(三尖瓣收缩期位移)。

　　第 3 步:肺动脉检查,包括三尖瓣反流、肺动脉宽度。

　　第 4 步:左心评估。左房:大小;左室:大小、厚度、运动度(节段/弥漫、射血分数、二尖瓣环收缩期位移)、舒张与充盈压(E/A、E/e′等)。

　　第 5 步:左室流出道检查,速度-时间积分测量。

　　第 6 步:其他部位(主动脉/心包/瓣膜等)。

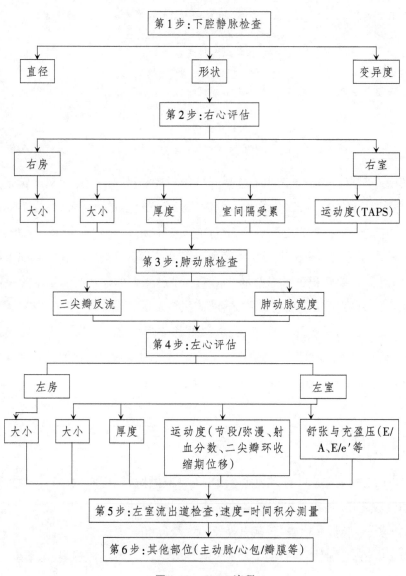

图4.42 FREE流程。

第6节 超声导向的休克快速评估方案（RUSH）

经典的休克分为4种，即低血容量休克、分布性休克、心源性休克、梗阻性休克。呼吸重症监护室内常见的休克原因如下：

● 低血容量休克：常见于食欲减退、摄入欠缺及液体管理不当，导致容量不足及消化道出血。

● 分布性休克：常见于脓毒症、药物过敏等导致外周血管张力降低。

● 心源性休克：常见于心肌病、心肌梗死、瓣膜病变。

● 梗阻性休克：常见于心脏压塞、张力性气胸、肺动脉栓塞。

RUSH方案（表4.2）分为3步。

第1步：评估泵功能。

● 观察有无心包积液、心脏压塞。

● 通过评估左室来推断心脏整体功能，包括左室大小、左室收缩功能。

● 查看左右心比例情况，如果患者右心扩张，那么可能存在肺动脉栓塞，导致患者右心肌梗阻、右心负荷增加，从而出现右室扩张。

第2步：评估容量状态。

● 腔静脉直径<2cm且吸气塌陷>50%（机械通气时为吸气扩张>18%），那么CVP很可能<10cmH$_2$O，可见于低血容量休克和分布性休克。如果直径>2cm且吸气塌陷<50%，那么CVP很可能>10cmH$_2$O，可见于心源性休克和梗阻性休克。

● 评估下腔静脉之后，就要进一步观察有无胸膜腔积液，对于非外伤患者来说，如果存在胸腔积液或腹水，更多情况下提示血容量过多。

● 评估肺脏情况，肺水肿对心源性休克有提示意义，当发现肺水减少而肺脏滑动征消失时，提示气胸导致的梗阻性休克可能性。

第3步：评估脉管功能。

● 查看腹主动脉和胸主动脉，看看有无动脉瘤等病变。

● 评估静脉系统，主要是股静脉和腘静脉，可通过高频线阵探头来评估。如果静脉系统无法被压扁，就要高度怀疑深静脉血栓。患者如果存在深静脉血栓，就要考虑休克是否为肺栓塞导致。

表4.2 RUSH方案

RUSH评估	低血容量休克	分布性休克	心源性休克	梗阻性休克
泵功能	心脏收缩强力 心室小	心脏收缩强力 (脓毒症早期) 心脏收缩乏力 (脓毒症晚期)	心脏收缩乏力 心腔扩大	心脏收缩强力 心包积液 心脏压塞 心脏内血栓 右室张力增加
容量状态	下腔静脉和颈内 静脉小 腹水(液体丢失) 胸腔积液(液体丢 失)	下腔静脉正常或减 少(脓毒症早期) 胸腔积液(组织渗漏) 腹水(组织渗漏)	颈内静脉和下腔 静脉宽大 胸腔积液 腹水 肺水肿 (大量B线)	颈内静脉宽大 下腔静脉宽大 胸膜滑动征消失 (提示气胸)
脉管功能	腹主动脉瘤 主动脉夹层	正常	正常	深静脉血栓

临床病例1(图4.43)

患者男,71岁,既往糖尿病、冠心病、脑梗死病史,平素卧床状态,间断有进食呛咳。本次因"发热伴憋喘3天,以吸入性肺炎诊断"收入院。入院后予抗感染、祛痰、营养支持等治疗,病情趋于平稳。入院第7天患者床上活动后突发憋喘、大汗。体格检查显示:喘憋貌,呼吸频促,双肺未闻及明显干湿啰音,心率增快,心律齐,各瓣膜听诊区未闻及明显杂音,四肢湿冷。心电监护显示:HR 130次/分, BP 85/50mmHg, R 30次/分, SO$_2$ 87%。初步考虑:急性冠脉综合征、急性左心衰竭、肺动脉栓塞。紧急进行床旁超声检查发现:下腔静脉扩张固定;右心扩张,右心/左心增大;右心张力增加,胸骨旁短轴切面见"D字"征表现;三尖瓣反流速度加快;下肢静脉探查发现股静脉扩张,探头加压不能压闭,彩色多普勒显示血流变细,符合血栓表现。肺部超声检查未发现肺水增多征象。床旁超声评估符合梗阻性休克表现。经肺部强化CT检查确诊为急性肺动脉栓塞,予溶栓治疗。

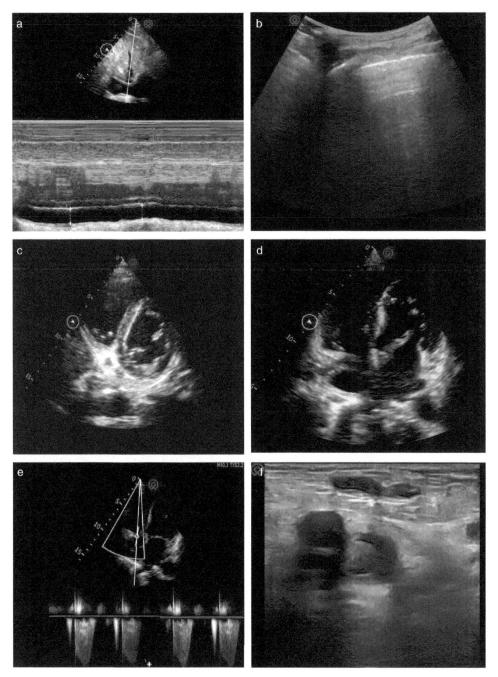

图4.43　(a)下腔静脉增宽、固定；(b)肺部超声A线征；(c)"D字"征；(d)右心扩张，右心/左心>0.6；(e)三尖瓣反流速度加快；(f)下肢深静脉血栓。

临床病例2(图4.44)

患者男,78岁,既往慢性阻塞性肺疾病、陈旧性心肌梗死病史。本次因"感冒后呼吸困难伴意识障碍"就诊。急诊动脉血气显示:pH值7.20,PCO$_2$ 89mmHg,PO$_2$ 55mmHg,HCO$_3^-$40mmol/L,Lac 2.5mmol/L。予以紧急气管插管、机械通气治疗,以慢性阻塞性肺疾病急性加重期、Ⅱ型呼吸衰竭为诊断收入院。体格检查显示:SO$_2$ 98%,BP 90/54mmHg,HR 125次/分。经口气管插管后,机械通气中,意识欠清,双肺满布干湿啰音,心律失常,心音强弱不等,双下肢轻度水肿,四肢湿冷,神经科体格检查为阴性。心电图显示:房颤心律。入院后予抗感染、解痉平喘、扩容补液治疗,患者循环无改善,

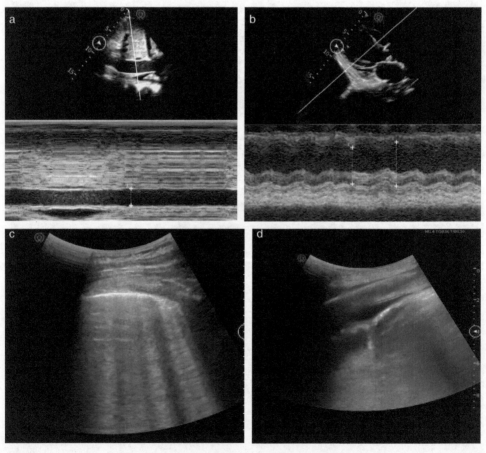

图4.44 (a)下腔扩张、固定;(b)左室收缩障碍;(c)肺部弥漫B线,胸膜线光滑;(d)少量胸腔积液。

血压进一步降低,心率增快。床旁超声检查发现:下腔静脉扩张固定;右心无扩张,左心收缩减弱。肺部超声示胸膜滑动征存在,胸膜线光滑,见大量弥漫融合B线,相对匀齐;右侧胸腔少量积液。符合心源性休克诊断,予强心、利尿治疗后患者循环改善。

临床病例3(图4.45)

患者女,68岁,肺癌,化疗间期。有近期流感人群接触史。本次因"食欲减退、呕吐伴发热3天,以肺癌急性下呼吸道感染诊断"收入院。体格检查显示:T39℃,HR 125次/分,BP 85/40mmHg,SO₂ 95%,消瘦,意识淡漠,双肺听诊未闻及干湿啰音,心率增快,心律齐,心音可,腹部体格检查为阴性,双下肢不肿,四肢末梢冷,神经科体格检查

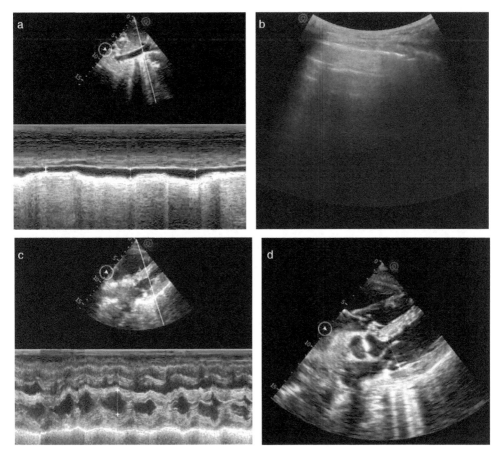

图4.45 (a)下腔塌陷、纤细;(b)肺部超声显示A线征;(c)剑下M型超声显示左室收缩期亲吻征;(d)左室腔小,室壁厚。

为阴性。动脉血气显示：pH值7.32，PO_2 78mmHg，PCO_2 39mmHg，K^+ 3.2mmol/L，Na 128mmol/L，Lac 1.5mmol/L，尿比重1.032，酮体阳性。床旁超声显示：下腔静脉塌陷；胸骨旁长短轴及心尖四腔心切面显像困难，剑突下探查显示左室心腔缩小，收缩期亲吻征。肺部超声检查未发现肺水增多征象。符合低血容量性休克表现，予补液扩容治疗后患者病情得到改善。

临床病例4（图4.46）

　　患者男，60岁，既往糖尿病病史。本次因"高热伴呼吸窘迫1周"就诊。甲型流感病毒核酸检测（咽拭子）阳性，胸部CT示双肺多发实变渗出影。急诊予气管插管后，以重症肺炎、ARDS为诊断收入院。入院后机械通气辅助呼吸治疗，并予抗病毒、抗凝、营养支持及间断俯卧位通气等治疗。入院初患者病情趋于平稳，体温恢复正常，氧合逐步改善。入院第5天，患者再次出现高热伴氧合指数下降，血压降低，心率增快。BP 80/45mmHg，HR 130~140次/分，SO_2 89%~92%（FiO_2 100%）。化验：白细胞 $14×10^9$/L、中性粒细胞百分比89%、PCT 2.3mg/L。痰病原学：耐碳氢霉烯的肺炎克雷伯菌++。床旁超声显示：下腔静脉扩张固定；双心增大，收缩减弱。肺部超声显示双肺分布不均融合B线征，胸膜增厚、粗糙。符合脓毒症分布性休克表现，根据病原学药敏检测予以积极抗感染治疗。

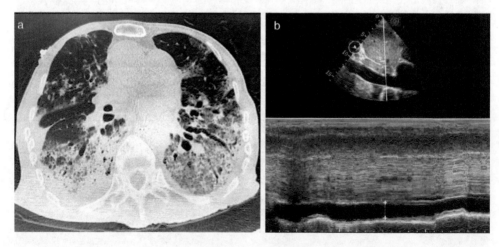

图4.46　（a）双肺重力依赖部位实变渗出影；（b）下腔扩张固定；（c）双心增大；（d）心室收缩减弱；（e）肺部超声显示融合B线；（f）肺部超声显示胸腔积液及碎片征。（待续）

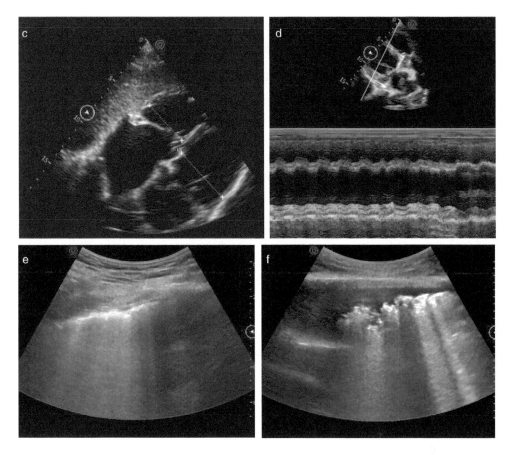

图 4.46（续）

第7节　动态左室流出道梗阻的床旁超声监测

左室流出道梗阻主要见于肥厚型心肌病患者。M 型超声下二尖瓣前叶收缩期前向运动，出现一个向上（向室间隔方向）突起的异常波形，这种现象称为 SAM 征。多普勒检查左室流出道出现流速增高且达峰时间延迟的"匕首"样连续多普勒波形是动态流出道梗阻的标志。重症监护室内危重症患者即使不存在肥厚型心肌病，仍会出现左室流出道梗阻，并导致心排血量降低，循环障碍，进而增加死亡风险。重症患者发生左室流出道梗阻通常同时具备两个因素。

- 解剖结构上的易发因素，包括肥厚型心肌病、高血压或主动脉狭窄所致左室肥大、前壁心肌梗死、二尖瓣置换或修复及二尖瓣瓣下结构异常、应激性心肌病、急性肺源性心脏病、心房颤动等。

• 以促进梗阻发生的一些生理学状态,即诱发因素,包括突然减低的前后负荷或增加的心率和收缩力,这些异常均会导致左室强烈收缩乃至明显缩小,会促发左室流出道梗阻。在解剖结构易感性基础上因为一些促进因素而发生流出道梗阻,是一种动态现象,甚至有时无解剖结构的易感因素也会因为促进因素存在而发生,故称为动态左室流出道梗阻。呼吸重症监护室内如患者存在严重低血容量所致左室前负荷降低;疼痛、心律失常、血管活性药物、发热等导致心动过速;感染性休克导致血管麻痹或麻醉药物导致的低血压等,均需警惕动态左室流出道梗阻的发生。其他方面包括具有强心作用的儿茶酚胺类药物的应用可增加左室收缩性,导致在收缩期左室流出道狭窄,从而诱发左室流出道梗阻。若对左室流出道梗阻引起的低血压和低心排血量进行常规正性肌力或血管舒张剂治疗,会导致病情恶化。床旁超声可实时对心脏状态进行评估,及时发现左室流出道梗阻的存在,并指导准确治疗,包括将增加心肌收缩性的药物停止或减量、容量复苏、使用β-受体阻滞剂等。床旁心脏超声对存在循环障碍的患者进行左室流出道检查是血流动力学评估及指导准确治疗的必需手段。

临床病例(图4.47)

患者女,83岁,因"间断憋喘10余年,加重伴发热10余天"入院。入院前10天患者出现发热,伴有咳喘加重,有痰不易咳出;食欲减退,进食明显减少。入院体格检查:HR 110次/分,BP 90/45mmHg,SO$_2$ 87%,体形消瘦,桶状胸。心律失常,心音强弱不等;双肺叩诊过清音,听诊双肺呼吸音低,可闻及广泛细小干鸣音。心电图显示:房颤心律。入院后予以鼻导管氧疗,并予抗感染、补液、解痉平喘等治疗。入院后3小时患者躁动后突发血氧饱和度降低至80%,伴有心率明显增快(130~140次/分),血压下降(75/40mmHg)。予增大氧流量并血管活性药物升压治疗,患者血氧饱和度无改善,持续下降至70%~78%,低血压状态不能纠正。紧急予以经口气管插管、机械通气治疗。患者血氧饱和度一过性恢复至96%~98%,后再次突发血氧降低。初步诊断:气胸、急性肺栓塞、肺不张。予以紧急检查床旁胸片,未见气胸及肺不张征象;紧急检查心肌酶,D-二聚体同之前比较无升高;心电图无明显波形改变。床旁超声检查显示:胸骨旁左室长轴切面获取困难,剑突下探查见下腔塌

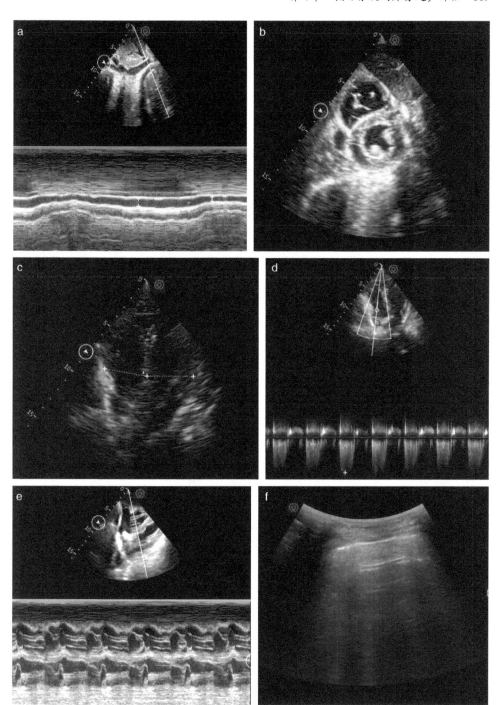

图4.47 (a)下腔静脉塌陷;(b)"D字"征阴性;(c)双心室内径小;(d)三尖瓣反流估测肺动脉压不高;(e)二尖瓣前叶收缩期前向运动;(f)肺部超声显示A线征。

陷;于心尖四腔心及剑突下四腔心切面检查见左室、右室内径小,室壁增厚,可见收缩期亲吻征;胸骨旁短轴切面探查"D字"征阴性,三尖瓣反流速度无增快,估测肺动脉压不高;二尖瓣前叶的收缩期前移,SAM征阳性;肺部超声探查示双肺A线征,无肺水增多表现。

结合患者临床表现及超声检查结果,考虑患者低氧伴循环障碍原因为动态左室流出道梗阻。患者房颤基础心律为易发因素,食欲减退导致低血容量状态,心腔缩小,收缩增强及去甲肾上腺素的应用为诱发因素。该患者经扩容补液及美托洛尔药物治疗后病情改善。

第 **5** 章

膈肌的床旁超声评估

维持呼吸功能的肌肉分为吸气肌和呼气肌。吸气的主要肌肉是膈肌,吸气时,膈肌的收缩下移增加胸内容积,进而肺泡扩张、肺内压下降至低于外界大气压,在压力梯度的驱动下,外界气体吸入肺。呼气时,膈肌舒张回弹,胸内容积减小,肺泡回缩,肺内压上升至高于大气压,气体排出至外界。当施加在膈肌上的负荷增加时,吸气辅助肌(胸骨旁肌、外肋间肌、斜角肌和胸锁乳突肌)被启动。随着负荷的进一步增加,呼气肌被激活,辅助呼气。最重要的呼气肌包括腹横肌和内外斜肌。

在呼吸重症监护室内,脓毒症、呼吸窘迫综合征、高血糖等因素均会导致危重症获得性衰弱的发生,其中最常见的就是不同程度的膈肌功能障碍。机械通气本身也会对膈肌产生不同程度的损害:呼吸机支持不足或过度呼吸驱动,以及人机不同步则可能会损害膈肌功能;而呼吸机过度支持易导致膈肌失用性萎缩和肌肉力量丧失,在机械通气下保持膈肌活动可能有助于防止萎缩。另外,镇静、镇痛、肌松药物的使用也会影响膈肌功能。膈肌功能障碍是直接导致机械通气时间延长及撤机困难的主要原因之一。

膈肌超声可动态监测膈肌结构与功能。常用的定量指标包括膈肌厚度、膈肌活动度、膈肌增厚率等。此外,膈肌收缩速率、膈肌浅快指数也可反映膈肌功能。

第1节　膈肌厚度及增厚率的测量

一般患者取半卧位,床头抬高 20°~40°,采用高频率(5~18MHz)探头,垂直于肋骨长轴置于腋前或腋中线第 7~9 肋间,在 B 型模式下所见两条高回声线(胸膜和腹膜)之间的结构即为膈肌,胸膜和腹膜的距离即为膈肌厚度。切换为 M 型超声分别测量吸气末及呼气末膈肌厚度。需注意膈肌厚度是测量胸膜和腹膜之间的距离,而不是测量两条高回声线外缘的距离。膈肌厚度变化率可通过计算获得:膈肌厚度变化率=(膈肌厚度呼气末−膈肌厚度吸气末)/膈肌厚度呼气末。膈肌厚度呼气末<2mm、膈肌厚度变化率<20%即可考虑膈肌麻痹。膈肌厚度减小>10%提示膈肌萎缩。膈肌厚度增加可由肌肉组织增厚、炎症反应和膈肌水肿造成。

膈肌厚度是个静态指标,通过测量肌肉的厚薄,反映肌肉本身的质量。膈肌增厚分数体现的是一个呼吸周期中膈肌厚度的变化情况。膈肌增厚率=(吸气末厚度−呼气末厚度)/呼气末厚度×100%。膈肌厚度受个体的影响较大,因此膈肌增厚率可更准确地反映膈肌收缩功能。

见图5.1和图5.2。

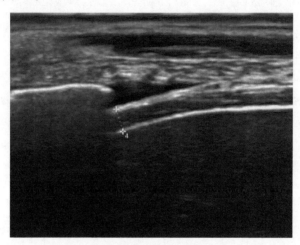

图5.1　二维超声测量膈肌厚度。

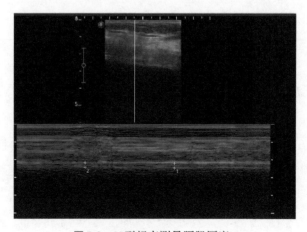

图5.2　M型超声测量膈肌厚度。

第2节 膈肌活动度的测量

一般患者取平卧位,采用低频率(1~3MHz)探头,置于腋前线或锁骨中线与肋缘交界处,在B型模式下,以肝脏或脾脏为声窗,可见到覆盖在肝脏或脾脏表面的高回声线即为膈肌。切换为M型超声所见类似于"正弦曲线"的图形即为膈肌的运动轨迹,测量曲线最高点到基线的距离即为膈肌活动度。膈肌活动度包括平静呼吸和深呼吸活动度。膈肌活动度正常值:平静呼吸时为1~3cm,用力深吸气可达7cm左右。一般平静呼吸时膈肌活动度<10mm被认为膈肌功能不全。

膈肌活动度其实等于肺下界的活动度,其本质是反映吸气动作引起了肺下界活动了多远,可间接反映肺通气量的大小(不胖不瘦的体形者,1cm的膈肌活动度=吸入了350~500mL的潮气量)。膈肌活动度容易受呼吸深度、功能残气量、腹腔内压力等多种因素影响,其测量值与吸气努力的相关性不如膈肌厚度指标。

膈肌收缩速度指膈肌活动度与吸气时间的比值。方法与M型模式测量膈肌活动度相同,M型模式可显示膈肌的收缩速度、吸气时间和呼吸周期时间(膈肌收缩速度=膈肌活动度/吸气时间)。研究显示,膈肌收缩速度与膈肌的肌力有关,健康人平静呼吸时膈肌收缩速度为(1.3±0.4)cm/s。

膈肌浅快指数是呼吸频率与膈肌活动度的比值,研究显示,膈肌浅快指数≥1.3次/(min·mm)有预测脱机失败的价值。

见图5.3和图5.4。

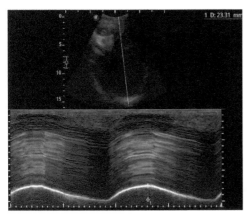 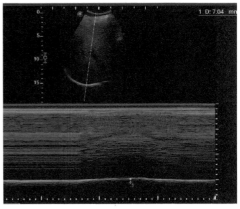

图5.3 膈肌活动度正常。　　　　　图5.4 膈肌活动度减弱。

第6章

胃窦的床旁超声评估

肠道营养能保护胃肠黏膜的结构和功能,降低细菌散播的风险,对重症监护室的患者至关重要。感染、休克、机械通气、腹内高压、心脏复苏等因素均可导致患者胃肠功能障碍,从而造成喂养不耐受。喂养不耐受在呼吸监护室并不少见,它与吸入性肺炎的风险显著相关,并显著增加死亡率。胃肠功能的监测在危重症患者的管理中至关重要。床旁超声可非侵入性地动态评估胃容量和动力,近年来越来越多地应用于重症监护室。胃肠超声评估从胃窦开始,胃窦具有延展性,胃窦的扩张程度及动态变化可用于临床评估胃潴留及胃窦运动。

第1节　胃窦的超声检查方法及标准切面

超声探头的选择

普通成人选择低频凸阵探头(2~5MHz),偏瘦人群可选用高频线阵探头(6~13MHz)。

检查部位的选择

一般选择剑突下腹中线的矢状面,探头标记点指向头部,选择胃窦部获取影像。胃窦位于肝左叶右后方、胰腺前方。重要的血管标志包括腹主动脉或下腔静脉、肠系膜上动脉/静脉等。随着胃蠕动可见胃窦面积大小变化。需注意分辨胃窦和幽门,胃窦位于腹主动脉前方,而下腔静脉的前方是幽门的位置,因为幽门括约肌的原因,所以即使在饱胃状态下,幽门也不会明显扩张(图6.1)。

体位选择

右侧卧位

右侧卧位时床旁超声对胃内容物的测定更为准确。在这种体位下,液体和固液体混合物因重力作用流向胃窦部,而胃内气体则更多聚集在胃底。在上腹部矢状面的影像上,可持续观察到胃窦部的影像。

仰卧位

病情危重或外伤导致无法改变体位的患者,只能被迫采取此种体位。此外,对于过度肥胖患者,推荐采用仰卧位进行胃内容物测定。与右侧卧位相比,仰卧位时超声体表定位更明显,更易获取胃窦部的影像。

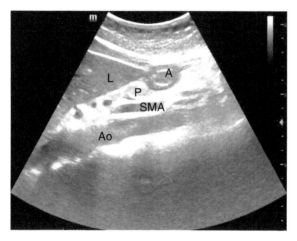

图6.1 胃窦标准切面。A,胃窦;Ao,腹主动脉;L,肝脏;P,胰腺;SMA,肠系膜上动脉。

第2节　床旁超声评估胃容量

胃内容物定性扫查

胃部超声能可靠地评估胃内容物的性质,区分液体及固体胃内容物。当无胃内容物(空胃)时,胃窦为扁平塌陷状,呈圆形或卵球形"牛眼"或"圆形靶"征;当胃内有液体时,液体容积使胃窦部膨胀呈圆形,壁薄,胃液呈无回声或低回声,而空气气泡在低回声的流动液体中以高回声点出现,从而出现"星夜"征象;胃内容物有固体食物时,胃窦呈圆形和膨胀状,壁薄,固体胃内容物可形成囊实性的超声影像,固体食物会引起胃的蠕动、收缩,在超声下可清楚地观察到管腔的开放和闭合。当发现胃部超声表现为空胃时,提示低误吸风险;表现为黏稠液体或固体时,提示高误吸风险。当胃内容物为液体时,需进行定量评估。

胃容量评估

胃内液体半定量评估(Perlas分级)

胃部超声检查中,根据仰卧位和右侧卧位上是否有胃内液体将胃窦按照胃内液的半定量三分分级系统分为3个等级:0级胃窦,在仰卧位和右侧卧位时胃窦空虚,无内容,提示空胃;1级胃窦,在仰卧位时胃窦空虚、右侧卧位时可见胃内液体,提示低胃容积量;2级胃窦,两种体位都有明显的胃内液体,提示高胃容积量,估测胃容量(GV)>1.5mL/kg,预示误吸高风险。

定量评估

通过测量右侧卧位时胃窦部的横截面积(CSA)定量评估胃内容物。胃窦面积计算包括直接描记法和双直径法。直接描记法(图6.2):超声下显示出胃窦短轴,冻结图像,采取描记。双直径法(图6.3):分别测量胃窦前后径和头尾径,胃窦面积(CSA)=π×前后径×头尾径/4。胃容量超声计算公式:GV=27.0+14.6×(右侧卧位)

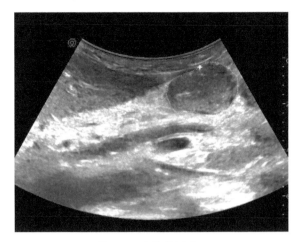

图6.2 直接描记法。

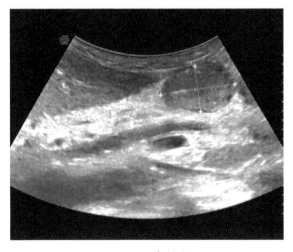

图6.3 双直径法。

CSA-1.28×年龄。

　　胃残余量为150~300mL可作为给予胃肠动力药物治疗的临界值,胃残余量为250mL可作为喂养不耐受的早期诊断标准,需要启动早期干预治疗;指南建议胃残余量>500mL/6h应推迟肠内营养。

第3节　床旁超声评估胃肠动力

　　超声测定胃窦运动指数(MI)可用于判断危重症患者的胃肠动力。先测量空腹状态胃窦面积大小(S空腹)。然后经胃管注入温开水(危重症患者)充盈胃腔并即刻测定胃窦最大舒张面积,此后每隔5分钟重复测定,直至胃窦液性暗区消失,基本与S空腹相近,这段时间即胃排空时间(GET)。连续记录充盈后6分钟内胃窦收缩次数,以每2分钟胃窦收缩次数记为胃窦收缩频率(ACF),并连续测量3次胃窦最大舒张(S舒张)和最小收缩(S收缩)面积,计算胃窦面积变化ΔS(图6.4)(ΔS=S舒张-S收缩),ΔS与最大舒张面积之比(ΔS/S舒张)代表胃窦收缩幅度(ACA),ACF与ACA的乘积即胃窦运动指数(MI)。胃排空率(GER)=(充盈后1分钟的胃窦舒张期最大横截面积-充盈后20分钟的胃窦舒张期最大横截面积)/充盈后1分钟的胃窦舒张期最大横截面积。

　　MI>0.8表示胃肠动力正常,0.4<MI<0.8表示胃肠动力下降,MI<0.4表示胃肠动力衰竭(图6.5)。

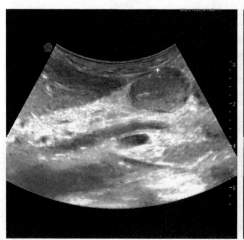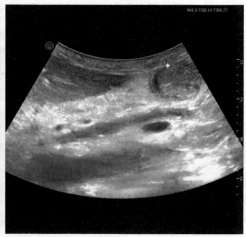

图6.4　胃窦面积变化ΔS(ΔS=S舒张-S收缩)。

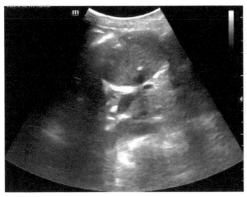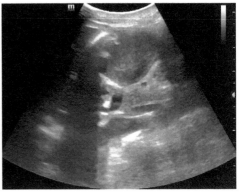

图 6.5　患者男,54 岁,重症肺炎脓毒症。胃管置入术后,床旁超声监测发现胃窦扩张,收缩幅度明显降低。停用肠内营养灌注,予以静脉营养支持。

第 **7** 章

膀胱的床旁超声检查

在呼吸重症监护室内,膀胱超声检查在危重症患者的管理中起着不可或缺的作用。临床医生可通过膀胱超声评估尿量,快速鉴别重症患者排尿减少的原因,可早期识别尿潴留及泌尿系统的异常情况,指导导尿指征,降低导尿管相关性泌尿系感染的发生。

第1节　膀胱超声的切面获取和测量方法

选用凸阵探头(3~5MHz),患者取仰卧位或半卧位,暴露下腹部,将探头横置于耻骨联合上方1cm左右,探头标记点朝向患者右侧探头向足侧倾斜使膀胱全面显示,显示出膀胱左右壁及前后壁,获取膀胱横切面图像;然后将探头顺时针旋转90°至耻骨联合上正中线的位置,做纵切面扫查,标记点朝向患者头侧,探头向尾端倾斜使膀胱全面显示,显示出膀胱头尾壁、膀胱颈部及膀胱顶部,获取膀胱纵切面图像。

膀胱容积测量(图7.1):横切面扫查时测量膀胱横切面的左右径、前后径,纵切面扫查时测量膀胱纵切面的头尾径。膀胱容量及残余尿量的测定公式:V(mL)=(0.5~0.625)×头尾径×左右径×前后径。

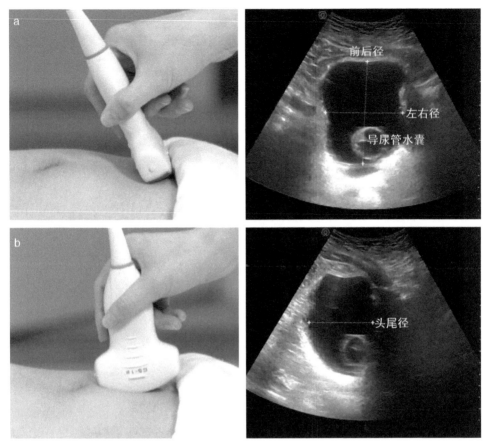

图7.1　(a)膀胱横切面图像获取：左右径、前后径测量。(b)膀胱纵切面图像获取：头尾径测量。

第2节　床旁超声在重症患者膀胱评估中的应用

筛查少尿原因，指导导尿指征

重症患者由于血流动力学不稳定，循环和尿量的监测非常重要，往往需要每小时监测尿量的变化。当临床监测到患者排尿少或者无尿时，除进行膀胱叩诊常规检查外，床旁超声可更直观精确地判断残余尿，还可准确识别尿液的性质，如膀胱内血凝块、絮状物沉积等，有助于快速筛查少尿的原因，进而帮助临床医生采取及时有效的治疗。正常成人膀胱容积400~600mL，当膀胱持续充盈而尿液清亮时，首先考虑排尿功能障碍导致的尿潴留。可进行留置导尿管治疗并进一步探查尿潴留的原因,针对病因治疗;当膀胱残余量<100mL时,不予考虑留置导尿,并需要积极寻找少尿原因并采取对应治疗;对于留置导尿管的患者,膀胱超声还有助于评估留置导尿管的通畅性,当留置导尿管患者出现尿潴留时,膀胱超声可确定膀胱容积增大的原因,是尿导管阻塞还是位置不当。

动态监测膀胱容积

重症监护室患者因病情需要,往往长期留置导尿管。尿液持续引流使膀胱长时间处于空虚状态,膀胱括约肌失去生理状态下的规律性收缩和舒张功能导致膀胱挛缩,进而引起拔除尿管后排尿困难、尿潴留。临床上现在常规采取留置尿管过程中进行定时夹管,每3~4小时夹放1次,使膀胱定时充盈和排空,以促进重症患者膀胱功能的恢复。重症患者往往无法正常表达自身感受,动态超声监测膀胱容积可有效预防夹管期间尿潴留致膀胱过度膨胀,甚至膀胱损伤。

临床病例(图7.2)

患者男,89岁,既往慢性肺源性心脏病、脑萎缩、陈旧脑梗死病史。本次因"憋喘加重伴下肢水肿3天"入院。入院体格检查:坐位,体形肥胖,神志淡漠,反应差,

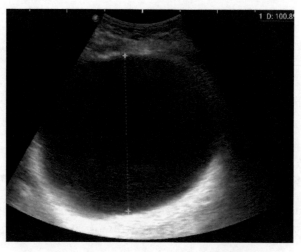

图7.2 床旁超声探查发现膀胱内尿潴留。

体格检查欠合作,心率110次/分,心律齐,桶状胸,双肺呼吸音低,闻及广泛干湿啰音,腹略膨隆,无压痛,膀胱区叩诊不理想,双下肢水肿(++),神经科体格检查阴性。动脉血气提示Ⅱ型呼吸衰竭。动脉血气显示:pH值7.30,PCO_2 80mmHg,PO_2 65mmHg(FIO_2 33%),HCO_3^- 46mmol/L。入院后予抗感染治疗,并予静脉糖皮质激素抗感染、茶碱类平喘,以及雾化复方异丙托溴铵解痉治疗。入院8小时患者无排尿。患者不能清晰主诉憋尿症状;体形肥胖,腹部膨隆,膀胱区叩诊不理想。初予以呋塞米利尿治疗,患者仍无排尿,予进行床旁超声检查,发现膀胱明显充盈膨胀,急予以导尿治疗后排尿约600mL。予停用复方异丙托溴铵并加用坦索罗辛治疗3天后拔除导尿管,患者可自主排尿。

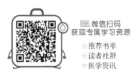

索　引

共同交流探讨
提升专业能力

▪▪▪ 智能阅读向导为你严选以下专属服务 ▪▪▪

【推荐书单】 推荐专业好书，助你精进专业知识。

【读者社群】 与书友分享阅读心得，交流探讨专业知识与经验。

【医学资讯】 认识超声影像特征，掌握疾病诊断思路。

操作步骤指南

微信扫码直接使用资源，无须额外下载任何软件。如需重复使用可再扫码，或将需要多次使用的资源、工具、服务等添加到微信"收藏"功能。

扫码添加
智能阅读向导